つながりを、取り戻す。

アルコール依存症と性被害のトラウマから
立ち直るために必要なこと。

福岡雅樹×斉藤章佳×竹内達夫

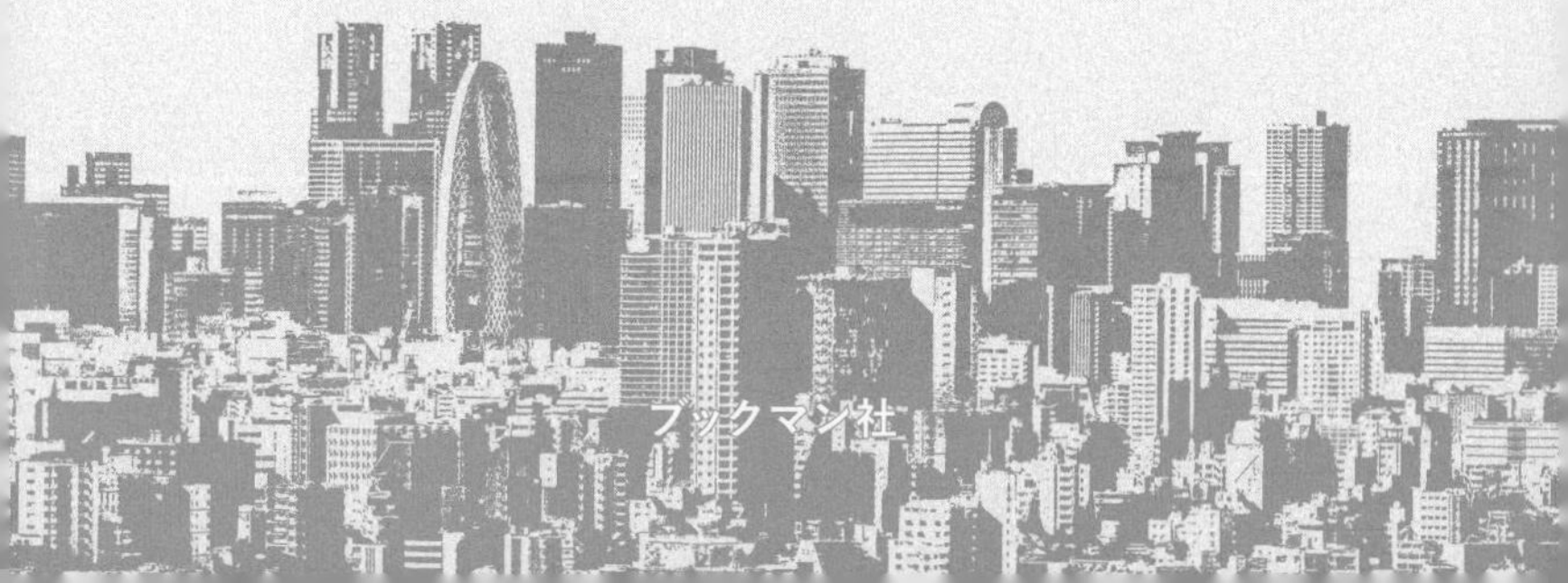

ブックマン社

人は、居場所がないと感じると
精神を病んだり、
アルコールに溺れたりする。

アルフレッド・アドラー

カバーデザイン　秋吉あきら

賞味期限切れのミックスサンド
——プロローグにかえて

斉藤章佳

私はアル中さんに恩がある。

注）ここでいう「アル中」は、差別用語としてではなく、愛情やリスペクトを込めた表現です。

プロサッカー選手になるのを怪我で挫折し、将来の方向性を見失うなか、半ば自暴自棄の状態で、私は大学の卒業旅行と称して沖縄に逃避の旅に出た。バイトで貯めた10万円を握りしめ、初日に訪れた場所は国際通りからほど近い、いわゆる沖縄の新宿ゴールデン街といわれる桜坂だった。ここのゲイバーのマスターとは顔見知りで、一軒目はここと決めていた。カウンターで飲み始めるとほどなくして、50代前半くらいの日焼けした地元の労働者三人組に声をかけられた。

「兄ちゃん、1杯おごるから飲み比べしよう」

体育会系の血が騒いだ。

そこに置かれた一升瓶は宮古島の古酒「菊之露」だった。そして、用意されたのは三角形のグラス（つまり下に置けないグラス）。このとき内心ハメられたと思ったし、これはあの有名な「オトーリ」なのかと、沖縄に昔から伝わる伝統的な酒の飲み方を思い出していた。

注）オトーリ（御通り、おとおり）：沖縄県の宮古列島で行われる飲酒の風習であり、車座になって泡盛を飲む酒宴の席で行われる。

売られたケンカは買うしかない。私も当時、酒にはめっぽう強い方だった。しかし、結果は明らかだった。ウチナーンチュは肝臓の鍛え方が違った。私の記憶があるのは、一升瓶を一本半くらい空けたところまでで、完全にブラックアウトしていた。

翌朝、頬から感じる道路の冷たさと足音で目が冷めた。なんと桜坂の路上で寝ていたのである。旅はまだ始まったばかり、と立ち上がるとやたら身が軽いことに気づいた。

「リュックがない」

いや、正確に言うとリュックがないのではなく、盗まれたのだ。それが証拠に私の衣類は寝ていた周辺に散乱していた。途方に暮れてしまった。とりあえず、国際通り近くの公園のベンチに座って考えることにした。今思うとなぜこのとき警察や他の大人に助けを求めなかったのだろうか。ここで恥をさらすわけにはいかない。4回生になっても内定決まらず、将来やりたいこともなく、沖縄に逃避旅行に来て飲み比べで負けてブラックアウト。私はなんとか持ち前の気合いと根性で乗り切ろうと考えたが……3日間が過ぎた。

そのとき、公園で同じように寝泊まりしていたホームレスが声をかけてくれた。

「おまえさんそこで何してるんだ」

とっさに聞かれた質問に対して、私は狼狽しながら「大学の卒業旅行」と自信のない小さな声で答えた。すると、そのホームレスは酒臭いにおいをさせながら「おまえさん3日前からそこにいるだろう」とつっこんできた。なんと一部始終見られていたのだ。

私はこのときばかりは降参して、この酒臭のするホームレスに全部話すことにした。プロサッカー選手を目指していたが、怪我で挫折して摂食障害になり、大学でもやりたいことが見つからず腐っていて、挙句の果てに卒業旅行と称して沖縄に逃避旅行に来たこと。そして、沖縄初日に財布からPHSから荷物を全部盗まれたこと。

予想外だったのは、洗いざらい全部話し終わったときには、沖縄の空みたいにすっきりと晴れ晴れした気分になっていたことだ。こんな気分は、サッカーでも味わったことのない充足感だった。私が人生で初めて正直に話すことができた「弱い話」であり、初めてのカウンセリング体験だった。

一通り話を聞いてくれたホームレスは、何も言わずに賞味期限切れのミックスサンドイッチをくれた。3日ぶりに食べたそれは本当においしかった。今でも私にとって泡盛は狂い水だが、サンドイッチは大好物である。サンドイッチを貪り食っている私に、ホームレスはシケモク拾いのミッションを与えてくれた。私は朝から晩までシケモク拾いをして、たまったそれと賞味期限切れの食料とを交換する生活が始まった。

「俺はこのままでいいのだろうか？」

1週間くらいしてこんな思いがフツフツと湧き上がってきた。なんだか親に申し訳ないと。その日の朝、私はシケモク拾いの日課が始まる前に、その公園とホームレスに別れを告げた。そして、何を思ったのか沖縄本島を歩いて一周するという次のミッションを思いついた。たぶん、せっかく沖縄に来たのだから何かを成し遂げたかったのだと思うが、今ならそんな無謀なことは絶対にできないだろう。それからは、当時流行っていたバラエティー番組『田舎に泊まろう』を真似て「今夜泊めてください！」と突撃で行って交渉してみるやり方で、その日の夕食と寝床を確保しようと試みた。我ながら今なら相当無謀だと思うのだが、初日に行った家で、今までのことを洗いざらい話したら運良く泊めてくれた。まさに、ビギナーズラックである。

これに味をしめて、毎晩『田舎に泊まろう』にあやかって泊めてもらう家を探しながら、移動した。見つからなかった日はビーチで寝泊まりした。

ある日泊めてもらった家で、仕事（家業）を手伝ってくれたらもう一泊させてくれるということで、畑仕事に庭掃除、漁師の手伝い（投網を洗う）などをさせてもらい、日当まで手にすることができた。私はこの瞬間、『こうやって生き延びていけばいいんだ』と閃いた感覚になった。その日から、泊めてもらうことが決まった家で『何か仕事ください』と営業をかけるようになり、まさに仕事と寝床と飯という一石三鳥の経験を積み重ねていくことができた。最終的には、なんと本島を一ヵ月以上かけて一周し、スタートした国際通りの公園に戻ってきたときには、10万円以上の現金を手にしていたのである。

このホームレス経験から私は、大学の4年間で学んだこと以上の宝物を手に入れることができた。仕事は生きるためにすること。そして、自分を必要としてくれる場所なんてものはなく、自分の居場所は自分でつくるしかないということ。プロサッカー選手になれなかったことを、ずっと怪我や自分を評価してくれない他人のせいにしていたこともわかった。

貯まった10万円をもとに住んでいたアパートに戻り（岡山県倉敷市）、そこから猛勉強し、ソーシャルワーカーの国家資格を取得した。そして、最初の就職先が日本でも有数のアルコール依存症の現場だった。なんと、そこで出会ったアル中さんたちは、沖縄で出会ったあの酒臭いホームレスとそっくりの人たちだった。におい、目つき、肌の色。そう、今思うと沖縄のホームレスも実はアルコール依存症の当事者だったのだ。私はアルコール依存症のホームレスに助けられたのだ。こういうのを自助グループでは「ハイヤーパワーのおぼしめし」と言うらしい。

それから20数年が経ってもなお、私はまだ懲りずに依存症の現場にいる。というより、アディクション臨床にアディクションしている状態だ。

これから始まる三人の物語のなかにも、私が沖縄で経験したような宝物がたくさん隠れている。この本に出会った人たちが、そんな自分だけの宝物を見つけてくれることを、著者の一人として心から願っている。

斉藤章佳

目次

手紙——福岡雅樹より

I
母のこと、父のこと

福岡　自分は、２０１６年9月12日に逮捕されました。

原因はアルコールです。自宅で妻と口論となり、妻のバッグを力任せに引っ張ったら、妻はバッグに引っ張られて床に倒れました。妻は玄関から逃げ出し、１１０番しました。ＤＶ被害に遭ったとして、自分を警察に突き出しました。不起訴になりましたが、19日間、留置場で過ごすことになりました。

そこから、アルコールを断つという決心がつきました。


自分とアルコールとの出合いは、小学生の頃にまでさかのぼります。

昭和52年、自分は新宿歌舞伎町から歩いて20分ほどの、新宿6丁目という街で生まれました。

母親は歌舞伎町で屋台を経営していて、父親はゴールデン街の近くでバーをやっていたので、夜の新宿は、言わば自分の庭のようなものでした。母が39歳、父が40歳のときにできたのが自分で、兄弟はいません。父も母もバイセクシャルだったということには、ずっと後になってから聞きました。

自分が物心ついたときから、母は一日じゅう酒を飲んでいて、完全なる「物質使用障害」でした。だけど当時（昭和50年代）は、そんな病名どころか、「アルコール依存症」という言葉さえありませんでした。

生まれ育った新宿6丁目のアパートの部屋は、自分が幼いときからアルコールとタバコの臭いにまみれていたので、それが子育てをする家庭環境として異常だったということにも気がつきませんでした。

友達の家に遊びに行ったとき、あまりにも無臭だったため、かえって気持ち悪くさえなりました。

母親は、夕方になると化粧をし歌舞伎町の店に出勤し、記憶をなくすまで飲み、明け方に酩酊《めいてい》状態でアパートに帰ってくるという生活でした。

帰宅してすぐに暴れ出すことも珍しくありませんでした。アパートの部屋でひとり、テレビを観ながらコロッケ1個の夕食で凌ぐ日も珍しくはありませんでした。

家族3人で、食事に出かけた記憶もあります。でも、食べている途中で必ず両親は喧嘩になったので、楽しかった思い出より辛かった思い出ばかりが脳に貼りついていて、そのときの両親の笑顔はあまり思い出せません。

家族がうまくいかないのは、母親が酒を飲んでまるで別の生き物のようになるからだと気がついたのは、小学校3年生の頃だったと思います。

毎日学校から帰ると、ランドセルを置く前に、部屋の臭いをチェックするようになっていました。家で母親が酒を飲んでいるかどうか、嗅覚を働かせるのです。

飲んでいるな、とわかれば、すぐに酒のボトルを探し出して、完全に空になるまでシンクに酒を流していきました。母親が寝ているときは、バレないように静かに流しました。酒がなくなったことに気がつくと、怒鳴り散らしたり、掴みかかってきたりすることもありました。

病気は徐々に進行し、母は、自分が小学校5年生のときに他界しています。

だからアルコールの恐ろしさを十分知っているつもりでしたし、まさか、自分が母親と同じように酒で人生を壊す日がくるとは思っていませんでした。

＊＊＊

妻の110番によって逮捕された日も自分は、かつて母親が店を経営していた歌舞伎町の屋台街で飲んでいました。その後、もう1軒他の店に行っていると思うのですが、あまり記憶がありません。どうやって家に帰ったのかも覚えていません。

そのときも、精神安定剤を飲みながら酒を飲んでいたので、完全に、ブラックアウト*してていました。

ブラックアウト
飲んでいる最中の記憶がなくなる一時的記憶喪失のこと。通常ならば記憶をつかさどる海馬が、アルコールによって機能しなくなるのが原因。断片的、部分的に記憶がなくなっている場合と、数時間にわたって完全に記憶がなくなる場合とがある。

家に上がり込んできた警察官に、病院に連れて行かれたのをぼんやりと覚えています。
自分はその病院で、酔った頭で、「リスパダール[*]をくれ！」と叫んでいたと思います。結局、リスパダールはもらえなくて、そのまま警察署に連行されました。

結果、19日間勾留[*]されました。20日間の予定だったのですが、祝日をはさんだので19日間になりました。本当はもっと短期間で出られると思っていたのですが、もう1日、さらに1日と、妻が延長要請をしていたことを後で知りました。

19日間、留置場で何をしていたか。
瞑想と、読書と、室内ウォーキングです。
勾留が解けたとき、私選で雇った弁護士さんが、示談書に書かれていた項目に「出たらすぐに病院に行くこと」とあったの

リスパダール
ドパミンやセロトニン（中枢神経系に作用する）の機能を調節することで、精神の不安定な状態を抑える薬。統合失調症や自閉スペクトラム症に使用することが多い。

19日間勾留
被疑者が逮捕されると、事件が検察に報告され（「送致」という）、検察官は24時間以内に、被疑者を警察の留置施設や拘置所に引き続き拘束する「勾留」を裁判所に請求する。裁判官は、被疑者に逃走や証拠隠滅の恐れがあるかどうかを判断して、勾留するかどうか決める。勾留期間は最長20日間で、その間に警察官や検察官は、被害者から詳しく事情聴取し、実況見分を行う。

で、自分を病院に連れて行ってくれました。

その病院は、初めてではありませんでした。前にも一度、依存症治療のために通院したことがあったのです。

というわけで、このときをきっかけに二度目の通院となり、その病院からのつながりで医師の竹内達夫先生の依存症のミーティングに参加させていただくご縁ができました。ミーティングとは、同じ問題を抱える人や、その家族などが集まって、体験やこれからの希望を語り合う場所です。

＊　＊　＊

最初に参加したミーティングは、ハームリダクション[*]も許容しているものだったと思います。

初めは、完全に二日酔いと連続飲酒の繰り返しのなか、ミーティングに参加していました。言葉を発しても、呂律《ろれつ》が回らないような状態です。

ハームリダクション
ハーム（harm＝被害）をリダクション（reduction＝減少）させること。薬物の使用をやめるのが不可能だったり、やめたくなかったりする場合、その薬物を使用するダメージを減らすことを目的としたプログラムを指す。またはそのプログラムを実践すること。その薬物が合法か違法かにかかわらず、使うことによって被る健康や社会に対する悪影響を減少させるようにすることで、薬物を使用している本人や家族、所属する社会などに対して寛容に対応する。

息をしたときに臭いを嗅がれたら困るなあと思って、なるべく下を向いて、小さく息をして、縮こまりながら必死で闘っていました。

そんな自分の状態を、竹内先生はただ、見守ってくれていました。そして、今まで誰にも語ってこなかった、誰にも知られたくなかった内容を大きな声で、笑いを交えながら話せました。隠すことがない自分でいることが、回復の大きな一歩になりました。

仲間*の声を聞いているうちに、アルコール依存症の実体が、少しずつわかってきたように思います。

あの日から3年、自分はお酒をやめつづけています。

依存症の治療というのは、「やめる／やめない」ではなくて、「やめつづけること」*こそが大事なのだと、身をもって知りました。

「仲間」
アルコールやギャンブル、薬物などの依存症の患者が集まって、お互いの経験を話し合って回復を目指す自助グループがある。その参加者を「仲間」と呼び合う。

「やめつづけること」
物質（アルコールや薬物）、プロセス（特定の行為や過程）を、やめたくてもやめることができない状態を依存症と呼ぶ。依存症は、脳に報酬（ご褒美）を求める回路ができ上がってしまうことで起こるとされ、その回路をもとに戻すのは簡単ではない。しかし、さまざまな助けを借りながら、やめつづけることで回復を目指せる。やめつづけることに失敗したら、またやめつづけることを再開していくというプロセスが必要になる。

毎日、やめると決心しつづけることの難しさ。それが、依存症治療なのだとわかったのです。

それを教えてくださったのが、ここにいらっしゃる自分の命の恩人とでもいうべき、医師の竹内達夫先生と、『しくじらない飲み方　酒に逃げずに生きるには』*という本を書かれるなど、依存症の治療にかかわりつづけている精神保健福祉士・社会福祉士*の斉藤章佳先生のおふたりなんです。

竹内先生、そもそも、「アルコール依存症」とは、どんな病気なのですか？

竹内　まず、福岡さんは私のことを命の恩人と言っているけど、それは、たまたま出会っただけのこと。

私は、人間は誰の命も助けられないと思っています。

『しくじらない飲み方 酒に逃げずに生きるには』
2020年、斉藤章佳著。集英社刊。アルコール依存症を中心に、ギャンブル、薬物、摂食障害、性犯罪、児童虐待などあらゆる依存症問題に携わる精神保健福祉士・社会福祉士の著者が、自分にも他人にもおいしい酒を飲むために、今すぐ始められる飲み方を指南。自分の飲み方に少しでも不安のある人たちに送る、依存症にならないための一冊。

精神保健福祉士・社会福祉士
ともに相談援助職。ソーシャルワーカーとも呼ぶ。社会福祉士は、心身の不調に限らず、低所得や問題家庭など環境上の理由で生活に支障が出ている人へ支援を行う。精神保健福祉士は、特に心の病気の治療を受けている人や精神に障害を持った人などを支援する。

福岡　お医者さんでも、助けられないのですか？

竹内　医者は患者とつながることはできますが、命を助けることは、できないのです。

福岡　でも、先生はアルコール依存症治療の先駆者ですよね。

竹内　長年やっているというだけですよ。そして、今の福岡さんの質問ですが、実は、「アルコール依存症」は、医学用語ではありません。そういう病名は、存在していないのです。

福岡　厚労省のホームページでは、「アルコール依存症は、進行性の病気です」とありますが。

竹内　正確にはね、「物質使用障害症候群[*]」なんですよ。まあ、「アルコール依存症」という言葉のほうが広く認知されている

社会福祉士制度は1987年に、精神保健福祉士制度は1998年に誕生し、ともに医療機関や教育機関、さまざまな行政機関で支援にあたっている。

物質使用障害症候群
ある物質の使用により問題が起きているにもかかわらず、その使用がやめられない行動パターンが現れる症状のこと。その物質には、アルコール、抗不安薬、鎮痛剤、カフェイン、マリファナ、幻覚剤、コカイン、タバコなどがある。

ので、今回の本では病名という認識でいいと思いますが。

福岡　斉藤先生は精神保健福祉士・社会福祉士として、20年以上、アルコール依存症の治療に関わってこられていますよね。アルコール依存症というのは、どういう人のことを言うのでしょうか。

斉藤　私が「榎本クリニック」で依存症の治療に関わり始めた20年前は、真っ昼間から外来で酔っぱらって暴言を吐いたり、暴力をふるって暴れたり、仕事に行かずにフラフラしていたりする人、というイメージがありました。当時はアルコール依存症という言葉もなく、「アル中」（アルコール中毒症の略）と言われていましたね。

しかし、ここ10年あまりで、そういう昔ながらの筋金入りのアル中さんみたいなタイプの受診は減ってきたように思います。ほとんど見かけなくなったと言ってもいいでしょう。

厚労省の2013年の調査によると、我が国のアルコール依存症の患者数は110万人で、その前段階である、ハイリスクな飲酒群は1000万人以上と言われています。
　また、2008年の調査では、問題飲酒が要因で亡くなる人は、年間約3万5000人いるとされています。さらに、*アルコール関連問題による年間の社会的損失額は約4兆1500億円と試算されました。一方、国が徴収する*酒税は毎年1兆3000億円程度なので……つまり、酒を売れば売るほど、問題飲酒による社会的な損失は増えて、国は経済的に損しているということになります。

福岡　その、「問題飲酒」って、なんですか?

斉藤　問題飲酒とされるものは、大きく次の五つの問題に分けられます。
　一つ目は、健康の問題です。具体的には、高血圧や糖尿病、

アルコール関連問題による年間の社会的損失額
肝硬変の40%、浴槽での溺死の34%がアルコールに起因するとする米国の研究を参考に、2008年の人口動態統計や患者調査のデータで推計したところによると、年間の社会的損失額は4兆1483億円になることがわかった。また、過度の飲酒により脳卒中、がんなどの病気やけがの患者が計24万6000人、死者が3万5000人増えたという。その治療には1兆226億円かかり、69歳まで生きた場合に受け取れたかもしれない賃金1兆762億円を失ったと見積もった。さらに、飲酒による諸問題で労働生産性が21%低下し、その損失は1兆9700億円。飲酒による交通事故なども考慮すると、アルコール関連問題による年間の社会的損失額はタバコによる社会的損失額とほぼ匹敵するという（読売新

がん、肝硬変、脳の萎縮など。最近では、アルコール乱用と認知機能低下に関する研究が進んできて、長年多量飲酒をつづけている人は、65歳以降の認知症の発症年齢が早いということもわかっています。

二つ目は、事故の問題。飲酒運転（酒気帯び運転）や酩酊中に事故に遭う、などです。警察庁の統計によれば、飲酒運転による事故は、2000年度の2万6280件をピークに年々減少しています。*飲酒運転が厳罰化された2007年以降、現在では事故件数は半分以下、ピーク時に比べると、10分の1まで減っています。その一方で、酩酊中に車にひかれたり、飲酒によって駅のホームから転落事故を起こしたりする人は増加傾向にあります。

三つ目は、職業の問題。遅刻や欠勤、早退など怠慢な勤務態度の他、お酒によって対人トラブルが起きて、転職を繰り返す人も少なくありません。これによって企業は、新たに人材を確保するために、求人案内を出す、新人教育をするなどコストを

聞）。

酒税
酒税は、酒類の消費に着目して消費者に負担を求める間接税（国税庁ホームページより）。税率については、酒類の数量を課税標準とする従量課税方式が採用されている。

飲酒運転が厳罰化
2007年6月に道路交通法が改正され、運転者本人の罰則の引き上げだけでなく、「飲酒運転者の周辺者（酒類を提供する、車を貸す、同乗を要求するなど飲酒運転を助長する）」に対する罰則が新たに加わった。さらに、飲酒運転者が事故を起こしたときに、重い刑罰（危険運転致死傷罪）を適用されないよう現場から逃走するひき逃げが多発したため、「救護義務違反（ひき逃げ）」の罰則が引き上げとなった。悪質運転

かけることになるため、組織にとっても大きな損失です。現在は、企業のアルコール問題を解決することを目的にＥＡＰ*という考え方が広がってきており、企業のメンタルヘルスやアルコール問題に対応できる専門家が増えてきました。

四つ目は、家族の問題。児童虐待、ＤＶ、高齢者虐待、家庭内トラブルなどです。自殺も、飲酒が引き金になっているケースはたくさんあります。特に自殺は、うつの問題とともに死のトライアングルといわれ、この三つはセットで考えていくようになってきました。

そして五つ目が、犯罪です。殺人、放火、強制性交、強制わいせつ、強盗、傷害といわれる6罪種も、アルコールと非常に親和性が高いことで知られていますね。

福岡　……自分はもしかすると、五つの問題をすべて抱えて生きてきたかもしれません。

者の増加により、免許欠格期間も最長5年から10年になった。

EAP
Employee Assistance Program の略で、心身に不調をきたした従業員をケアするためのプログラムのこと。1950年代のアメリカで、多くの戦争帰還兵がアルコールや薬物の依存症になったのをきっかけに始動したプログラム。日本では、大手企業の従業員がストレスやうつを訴える事案が多発してきたのを契機に2000年頃から普及してきた。

斉藤　そう言われる方は多いです。私は新人の頃、先輩から「すべてのケースの背景にアルコール問題を疑いなさい」とよく教えられました。

　また、依存症のセオリーとして、親が依存症であったり、親との早期の死別・離別を経験したり、虐待やＤＶ（ドメスティック・バイオレンス）といった問題を抱えた機能不全家族で育ったりした子どもが、親の問題を内面化（親の価値観や規範を自らの価値観や規範として受け入れる）し、自身も何らかの生きづらさを抱えて依存症になっていく、というものがあります。

福岡　親の問題の内面化ですか？　まさに自分のことを言われているみたいです。

斉藤　そうでしたか。先ほどお話しされた、福岡さん自身の物語のつづきを話してくれますか？

福岡　両親はもともと新宿の歌舞伎町で店をやっていたのは先ほどお話しした通りです。新宿歌舞伎町・風林会館前に屋台街があるんです。狭くて汚い路地に、ベニヤ板でできた小さな小屋がたくさん並んでいる通りです。でも、自分が小学校低学年の頃に、父親は店をやめて、普通の会社勤めになりました。だけど母親はそのまま、屋台の仕事をつづけていました。

竹内　スナックのママさんみたいな感じですか？

福岡　そうですね。屋台街といっても、たとえば今の博多にあるような健全な感じではなくて。もっとカオスな風景でした。女性や子どもがひとりで入るのはためらわれるような環境です。「青龍刀事件」*が起きた場所です。そんな環境で働くことで、気づけば母は、毎晩死ぬほど酒を飲んで、明け方に帰宅するようになっていました。

「青龍刀（せいりゅうとう）事件」　1994年8月10日に起きた、歌舞伎町のビル「風林会館」のすぐ南側の路地にある北京料理店「快活林」を、上海マフィアの5人が襲撃した事件。刺身包丁などが使われ、2人が死亡した。当時は中国マフィアが歌舞伎町を舞台に暗躍しており、この通称「青龍刀事件」も、上海マフィアと北京マフィアの裏利権争いが絡む報復事件と見られている。青龍刀はなぎなたに似た刃が湾曲した長い柄の刀で、この事件では実際に使われていないが、中国マフィアの抗争の象徴的な武器としてこの名前がついた。

斉藤　福岡さんは特殊な環境で生まれ育ったのですね。ひとりっ子だったんですか？

福岡　ひとりっ子でした。「四季の路」という遊歩道が、歌舞伎町に入るちょっと脇っちょにあるんですけども、その脇に新宿ゴールデン街*があって。酉《とり》の市で有名な、花園神社*のある通りの近く、新宿ゴールデン街の片隅で父は「双舟」というお店をやっていました。自分が子どもの頃は、朝方まで毎晩のように酔客で賑わっていた街です。

　自分がまだ赤ん坊のときは、その店舗の、上の畳の部屋で寝泊まりをしていた時期もありました。朝まで酔っ払いたちの喧騒や喧嘩の声を聞きながら寝ていました。

斉藤　つまりご両親ともに飲食業を営まれていて、お酒を提供するお仕事だったのですね。それで、福岡さんが、お母さんのアルコール依存症に気がついたのは何歳の頃、どんな出来事が

新宿ゴールデン街
新宿区歌舞伎町1丁目に位置する飲食店街のこと。歌舞伎町の歓楽街と花園神社に挟まれた一角で、1950年代を彷彿とさせるような多くの個性的な店が並ぶ。

花園神社
新宿の真ん中に位置する、江戸時代以前より総鎮守（守り神）とされてきた歴史ある神社。毎年11月に開催される「花園神社酉の市」は、浅草の長国寺境内にある鷲（おおとり）神社の「浅草酉の市」、大國魂神社境内にある大鷲神社の「大國魂神社酉の市」に並ぶ江戸三大酉の市のひとつとされる。

きっかけだったのでしょうか。

福岡　本当に自分が小さな頃は……たとえば七五三とか、お正月のお祝い事とかも、先の屋台街の仲間の大人たちと一緒に祝っていたので、気がつけば皆、酷い酔っぱらい方をしていました。

　だから自分は、「大人というのは、誰もが酔っぱらって夜を過ごすものだ」という固定観念を植えつけられていて、母親だけが、お酒の飲み方が特別おかしいとは思わなかったのです。母の仲間の大人たちも皆、毎晩浴びるほど酒を飲んで、タバコを吸って、ときには殴り合いの喧嘩をして。逆に言えば、自分は子どもの頃、学校の先生以外、「酒を飲まない大人」をひとりとして知りませんでした。

斉藤　福岡さんが子ども時代だった１９８０年代は、大人たちも子どもに対して、平気で「付き合いだからおまえも飲め」など言っていた時代でしたね。

福岡 そして、酔っぱらった両親は夜中じゅう、大声で取っ組み合いの喧嘩をするようになっていました。ただ、年を重ねるごとに徐々にエスカレートしていったので、なんかヘンだぞとは思っていました。

店の仕事で酩酊して帰ってきた母は、家でもまた、隠れて飲み始める。それを父が注意して、「うるせえ！」と喧嘩が始まるというパターンです。両親の怒声は、真夜中の日常になっていきました。酩酊した母は、とても口汚く父に反論していました。

真夜中に、両親の怒鳴り声で目が覚めることも、日常になっていったのです。母が、台所から包丁を持ち出して、「この野郎！　殺してやる！」って、自分の寝床の横で包丁を振り回す……「とにかく早く終わってほしい」と思いながら、目を閉じて寝たふりをしたまま、ずっと怖くて眠れません。ふたりがくたくたになって、包丁を台所に戻し、眠りにつくのは明け方のこと。それから自分もようやく安心して眠りについたので、毎日寝不足でしたし、毎日が憂鬱《ゆううつ》で仕方がなかった。でも、学校や友達には言えない恥ずかしいことだと思っていました。

そして、小学校中学年になって、自分の家庭が他の家庭と違いすぎると痛感しました。同級生が話す家族の話題に敏感に反応しては暗澹《あんたん》とした気持ちになりました。

斉藤　男性がアルコール依存症になるまでには、飲酒が習慣化してから10～20年、女性の場合は男性の約半分の6～9年と言われています。お母さんが、福岡さんが物心つく頃から飲んでいたとしたら、小学校卒業前には、すでにアルコール依存症の診断基準に達していた可能性があります。お母さんは、家に帰ってきてからと、朝起きていても、ずっと酩酊している状態でしたか？

福岡　そうだったと思います。一日じゅう、お酒が抜けることがなくなっていました。顔色も悪くなり、身だしなみもどんどん整えなくなって、家にいるときの母親は、酒を飲んで暴れているか、寝ているか、目も虚ろな状態でテレビを観ているか、そのどれかでした。

母親は、ものすごいスピードで歳をとっていったような気がします。

竹内　アルコールは、老いるスピードを早めるんですよ。

福岡　息子の自分が言うのはおかしいかもしれないけど、身なりをきちんとしていれば、母はきれいな人だったと思います。昔の写真が何枚かあったけれど、美人でした。だからこそ、自分は、酒で取り乱した母の顔を正視することができませんでした。わかりやすく見た目で見劣りするうちのお母さんは、よそのお母さんと全然違うから、「恥ずかしい存在」なんだと考えるようになりました。

斉藤　その頃、福岡さんの日々の食事はどうしていたのですか？

福岡　小学校は給食があったので、それで助かっていました。母の状態が悪化してからは父が家事のすべてをこなしていましたから。母は、わざと食事を作らないというわけではなくて、作ったかどうかもわからなくなっていたんだと思います。買い物にも行けないようになっていましたし。

でも母には、自分や父親を困らせたいとか、悲しませたいという気持ちはなかったはずです。もともと料理が嫌いな人ではなかったし、たぶん、家族に美味しいものを食べさせたいという気持ちは、ずっとあったはずなんです。作りたかったけど、作れなくなっていた。

とはいえ育ち盛りだった当時、そんな母の気持ちを理解することなどできるはずはなく、空腹の苛立ちから、自分も暴力的になっていきました。腹が減ると、感情的になりました。次第に、父親がいないときは、酔っぱらっている母を罵《ののし》ったり、殴ったりしていきました。首を絞め合って、ふたりで窒息死しかけたこともありました。大事には至りませんでしたが、彫刻刀が母の左胸の上あたりに刺さってしまったこともありました。

竹内　福岡さん自身が、家庭内暴力をふるうようになったということですか。それはいつ頃から？

福岡　小学校3年生あたりからですね。幼児の頃は比較的おとなしい性格だった自分は、徐々に暴力的な子どもになっていきました。家の外でも、友達と喧嘩をし始めましたね。きっかけはすごく些細《ささい》なことでも、そいつが気に入らないと、すぐに手が出るようになりました。だけどいつだって、自分が正しいと感じていました。

すべての喧嘩は「聖戦」なのだと考えました。相手を負かさなければ、自分は生きられないと。大人が誰も守ってくれない子どもは、そんな思考回路になるのかもしれません。だから……今まで自分は、暴力と無縁で生きてきたことはあまりなかったけれど、それでも、小学生のときの自分がいちばん、危険だったたと思います。

しかし、自分が小学校高学年あたりから、暴力をふるうのがためらわれるほど、母は壊れていきました。

竹内　お母さんが壊れた、と感じたのはどんなことがきっかけでしたか？

福岡　いちばん衝撃的だったのは、母の失禁でした。狭いアパート住まいの我が家は、部屋の隅々まで、酒の臭いにいつしか糞尿の臭いが混ざるようになりました。部屋の布団で漏らしているだけならまだマシでしたが、オシッコを垂れ流したままのシミのついたズボンで、商店街を徘徊《はいかい》し始めたのです。必死に隠しておきたかった母の存在が、町じゅうに知れわたることになりました。死ぬほど恥ずかしかったですね。恥ずかしくて、人格が壊れるくらいに落ち込みました。

斉藤　そんな状態でもお母さんは、お酒を買い求めて出歩いていたのですね。

福岡　そういえば、こんなこともありました。

あるとき、学校から帰ると、アパートの前に酒屋のおばちゃんが立っていたんです。恐る恐る会釈をすると、おばちゃんは申し訳なさそうに自分の手に何かを包むようにして渡したんです。冷たくずっしりとした重さがありました。手を開くと、そこにあったのは見たこともない、たぶん、戦前に使われていたであろう古銭だったんです。10枚くらいありました。

「あなたのお母さん、さっきお酒を買いに来てくれたんだけど……このお金、ウチでは使えないからお母さんに返しておいてね」って。
一体どこから、こんなお金を持ち出したのかと呆然としました。もう元のお母さんには戻らないのかなあと、黒ずんだ古銭を見ながらやけに悲しくなったのを覚えています。

斉藤 他に、悲しい記憶として福岡さんが覚えていることはありますか？

福岡 ……母親に犯されたことです。

斉藤 お母さんから性的虐待を受けたと……？ 時期はいつくらいでしたか？

福岡 はっきりとは覚えていないんですけれども、小3か小4くらいです。

斉藤　それは、一度だけですか？

福岡　数回、ありました。

斉藤　どういう状況で性被害に遭われたか、話すことができますか？　もちろん辛くなければ、ですが。

福岡　大丈夫です。話すことは辛くはありません。ただ、ところどころ記憶があいまいになっていて、話したくとも話せないことがあります。心理的に心にフタをしてしまったわけではなく、単純に記憶が抜け落ちているのです。

当時は、狭い部屋に、上段にベッドのついている学習机を置いていました。知り合いのおばちゃんから買ってもらったものです。父はそのベッドで寝ていました。同じ部屋に、母と自分は布団を敷いて寝ていました。父が自分を見下ろす感じで寝ていました。ある日、朝目覚めたら、自分の性器を母親が握っていたんです。……自分は、勃起していました。

そのまま、母親を起こさないようにして布団から抜け出していつものように朝の支度をして、学校に行きました。たまたま、眠っていた母の手がそこにいってしまった。そう思うようにしていました。別に何もなかった、何もなかったんだとずっと呪文を唱えるようにして、ランドセルを背負っていつものように学校に行ったのを覚えています。

しかし、それは何もなかったわけではありませんでした。

2回目のときは、すぐ目が覚めたので、はっきりとわかりました。母が意思をもって自分の性器を握って勃たせていると。何時頃だったかは覚えていませんが、そのとき、父親は隣の四畳半でテレビを観ていました。寝室とテレビの部屋は、すりガラスの薄い戸で仕切られていて、父親がタバコを吸っているシルエットをガラス越しに見ながら、自分は黙って母親にされるがままになっていました。

斉藤　それが、親が子どもにしてはいけない行為だという自覚はありましたか。

福岡　明確にはなかったと思います。まだ自分は幼すぎて、性の知識がなかったため、何を目的に母親が自分の性器をいじっているのかもわからなかった。

だけど、大人になった今だから言えますが、「感覚」として嫌ではなかったのです。だから、母の手を自分から遮《さえぎ》ることもありませんでした。

正直に言えば、2回目からは、本能のままに好奇心に身をゆだねていたと思います。背後から首筋に漏れる、母親の酒臭い口臭も、そのときだけは、気持ち悪いと感じなかったのです。

それは、性的快感なのか、ふだんは失われていた、母親への愛情を甘受していただけだったのか……それはわかっていなかったと思います。

でも、今ならばわかります。自分は、母親に甘えたかった。母の手が自分の性器をもてあそんでいる間は、その手は決して自分を殴らないし、暴れたりしないだろうということも、安心材料のひとつでした。そのときだけは、お酒よりも自分のほうを向いていてくれるということも嬉しかった。

そう、自分にとってのライバル……つまり母を奪うものは人間ではなく、アルコールだったので……。

竹内　お父さんは、お母さんのそうした行為にまったく、気がつかなかったのですか。

福岡　そうだと思います。でも、父親に対しての罪悪感のようなものは、なぜか自分のなかに芽生えていたような気もします。

それは何回目のことだったか……母親は、手のなかで息子の性器が勃起するのを確かめると、ふいに頭の向きを逆にして背中をくっつけてきて、自分の足元からこう言いました。

「まー君のこれを、お母さんのお尻に入れてみて」と。

驚きました。お尻の穴って、うんちが出るところじゃないか。そんなところに、なんで自分のこれが入るの？　と。驚いたし、怖くもありました。しかし、なぜか自分は母親の手に逆らえず、そのまま母親に誘われるまま、腰を押し出して、母の尻に挿入をした、いや、させられました。

でも、何も知らない自分がそんな簡単に挿入できるわけもなく、いろいろ体勢を変えながら、「そうじゃない。もう少しこっち」と母親のガイドつきでようやく挿入したのを覚えています。

自分の記憶は、そこで止まっています。

母に挿入した後、自分が何をしてどう動いて、どう母から離れたのかは、まったく記憶から抜け落ちているのです。射精したのかどうかも、覚えていません。
ただ、翌朝登校をしたときに、「これは絶対に誰にも言ってはいけないことなんだろうな」と自分で自分の口を封じた記憶があります。もしも言ったら、何もかもがおしまいになるという気がしていました。
でも、もう、そのずっと前から、我が家はおしまいだったわけですが……。

斉藤　恐怖感はありましたか。

福岡　恐怖もありました。混乱していました。でも正直に言えば、気持ちの良さのほうが勝っていたんだと思います。肉体の気持ち良さではなく、メンタルの気持ち良さです。
それが、その日の朝のことだったか、別の日の朝だったかは定かでないのですが、自分は登校前の歯磨きをしに台所に立っていました。顔色の悪い母親も台所にやってきました。母親も、歯を磨こうとしていたと思います。

その瞬間、なんだか嬉しくなって、母親に無邪気にこう言いました。

「ねえ、お母さん。昨日やったやつ、またしようね！」

それは、普通の家の子どもが、「お母さん、昨日行った公園にまた連れて行ってね」と言うのと似たような感覚で、それ以上でも、それ以下でもなかったはずです。

だけど、その瞬間に、母親の形相が変わりました。虚《うつ》ろで力の抜けていた顔は豹変《ひょうへん》し、般若のように目が吊り上がり、威嚇する獣のようにして、父親にバレないように斜め下を向きながら自分を睨《にら》みつけました。

「おい、言ったらぶっ殺すぞ！」と、その目は語っていました。母はその目で、息子の口を塞いだのです。あ、このことは言ってはいけないことだったのか、父親に知られてはならないのか……と悟りました。
　自分は慌てて目をそらし、今のやりとりが父親に何も聞こえていないことを確認し、慌ててランドセルを背負いました。そして逃げるように家を出ました。
　あのときの母の目を思い出すたび、自分はまだ体が固まります。

斉藤　体がフリーズ*してしまう感覚ですね。

福岡　あのときの目だけは忘れられないです。思い出すたびに、しんどいですね。しかし一方で自分は、その行為に喜びを見出してしまっていました。
　……好奇心に勝てず、自分から行為に……。

斉藤　自分から、というのは？

フリーズ
パソコンが急に動かなくなる状態のことをフリーズするというが、転じて人の動きが凍ったように動かなくなる、動けなくなる状況もそう呼ぶ。

福岡　次の行為は、自分から仕掛けてしまったのです。いびきをかいて寝ている母の下着に手をかけて、着替えもしていないズボンごとおろしました。まもなく母は目を覚まして、暗闇のなか、こっちを見つめました。そして、少しだけ微笑んだのです。あの日、おどすように睨みつけた般若の顔はどこかに消え去り、優しい聖母の顔に見えました。「おいで」と、母は自分を胸に抱きしめ、自分の意思はすんなりと受け入れられました。

それが性欲だったかどうかはわかりません。ただ、一か八かで伸ばした手が、母に受け入れられた。その最中だけは、頭のなかに焼きついた般若の顔は消え去りました。今、暗闇に浮かぶ母の微笑だけを記憶に焼きつけようと思いながら、自分のパンツも脱ぎました。

……だけどその日、母のお尻への挿入は失敗に終わりました。前回を思い出しながら動いてみますが、なかなかうまくいかなかった。

するとは母は、新しい、奇妙な行為を提案してきたのです。

「今日は難しそうだ。それなら、お口に入れてあげる」

母は息子の下半身を顔のほうに誘うとすでに小さくなっていたそれを口のなかに含みました。それは新たな衝撃でした。お尻に入れるものを口に入れてもいいのだろうかと。でも、深く考える時間を母は与えてくれなかった。

気がつけば、性器は生温かい粘膜に包まれていました。しかしその温かさを感じる間もなく、「痛い！」と思いました。皮が突っ張るような感じです。

その痛みと甘い痺《しび》れ、羞恥心と好奇心と、さまざまな感情が乱雑に頭のなかで回転し始めて、でも、母は休む間もなく、自分の股間で頭を動かしている。

斉藤　反復的に虐待にさらされていると、身体的な快楽を男女ともに感じる場合もあります。そのとき被害児童は快楽を感じてしまうこと自体に「そんな自分は身体的にも精神的にもおかしい」というふうに感じてしまい、より被害児童側に「あのとき受け入れてしまったからいけなかったんだ」という罪悪感が強固に植えつけられます。

身体的快楽を感じてしまう子どもにもちろん罪はないですし、快楽を感じてしまうこと自体、人間の体のつくりや反応として自然なことなのです。しかし、それを大人が直接、性的接触をして教えることは、人間の尊厳を根こそぎ奪い取るものだということを多くの人に知ってもらいたいです。どうでしょうか。実際にそのときの気持ちを今も覚えていますか。

福岡　はい。「この人のことを好きだ」と、その行為のときに思いました。それははっきり覚えています。

だけど、その後が最悪でした。それは精神的な問題ではなく、物理的な問題です。

実は、アルコール依存症が進行していた母の口腔内は最悪の状態で、歯槽膿漏《しそうのうろう》が限界まできていました。歯も何本か抜けていたと思います。前歯も。そのとき母は、40代後半だったのですが、竹内先生が先ほど言われたように、アルコールが老いを急がせたのでしょう。当時、子どものあいだで流行していた、「ドラクエに喩《たと》えたら何に似ているか？」という質問にあてはめると、「腐った死体」しか思い浮かびませんでした。

自分が「好きだ」と感じたのは美しい母親ではなく、腐った死体だったのです。

死体のような母の口のなかで、自分はどれくらいの時間漂っていたのかは思い出せません。乾いた唇から自分の性器を抜いた後、わずかな余韻《よいん》に浸ることなどもなく、突然の臭気に震え上がりました。

あまりの臭いに、自分は母を突き飛ばすようにして身体を離して、慌てて風呂場に駆け込みました。

あそこが腐ってしまったと、本気で怯《おび》えたのです。

「大好きだ」と気持ちが高まったのも束の間、性器に突然とり憑《つ》いた悪魔の臭いを払いのけるために、薄っぺらくなっていた石鹸を必死で両手で泡立てて、性器を洗いました。

しかし、洗っても洗っても、その臭いは取れてはくれませんでした。石鹸がダメならと、シャンプーを性器に直接垂らして、長い間洗っていました。この臭いが一生取れなかったらどうしようと、恐ろしいほどの不安感が襲ってきました。何度も、何度も、それこそ皮がむけるほどに強くこすって洗いました。

自分はとんでもないことをしてしまったのだ。これは間違いだったのだと悟ったのです。

体がふやけるほど風呂場で洗いつづけて、ようやくタオルを巻いて部屋に戻ると、母はいびきをかいて、涎《よだれ》を垂らして寝ていました。一体この人は誰なんだ……その寝顔は、老婆そのものでした。自分は再び布団に戻る気にはなれずに、服を着替えると、近くの天神様まで歩いたことを記憶しています。

斉藤　それが、お母さんから受けた性暴力の最後でしたか？

福岡　いいえ。……信じられないかもしれませんし、今の言葉と矛盾《むじゅん》しているかもしれませんが、自分はその後、もう一度母親に仕掛けようとしました。

あんなに恐ろしかったのにもかかわらず……その、母親とのかけがえのない時間をもう一度味わいたいと願う自分も存在したのです。

ある日、眠っていた母に、わざと無邪気なふりをして、母と子がふざけているだけのよくある光景なのだと自分で自分をだましながら、覆いかぶさりました。しかしそのときは、母は目を覚ましませんでした。まったくの無反応です。

自分の性器に母の手を引っぱって誘おうとしても、寝返りを打つふりをして母は手をひっこめました。母は決して、目を開けようとはしませんでした。

なんでだ？　おかしい、こんなはずではないと自分はあれこれ試してみましたが、母の愛情にも快楽にもたどりつけないで焦っていると、その日に限って、アパートの軒下《のきした》から友達の声がしたんです。「まー君。あそぼ～」と。自分は冷や汗をかきました。

もし今、この状況を友達に見られたら……心臓が飛び出しそうになりながらズボンを履いて、慌ててアパートの窓を開けて、「今、用事があるから先に神社で待っていて！」と笑顔を作って声をかけた記憶があります。

竹内　お母さんから拒絶されたと思い、福岡さんは悲しかったわけですね？

福岡　はい。自分を禁断の行為に誘った母親が、悪戯《いたずら》心でアレコレした途端に、無視をしたのです。……理解不能でした。悲しさと不安で、しばらく何も考えられなくなりました。
　母とのその断絶は、母だけでなく、父、いえ、父だけでもなく社会、果ては世界からの断絶のように思えました。とてつもない喪失感を感じたのは、そのときです。母の手によって汚されたことよりも、短いシラフの時間に正気になった母の手によって拒絶された自分が情けなく、どうしようもなく不愉快で、何もかもが信じられなくなりました。

斉藤　それが、お母さんから受けた最後の性暴力だったのですか。それきりお母さんは、あなたに何も性的接触は求めてはこなかったのですか？

福岡　そうです。そして、自分からも、もう母に仕掛けることはありませんでした。父親にバレるのが怖いという気持ちも抑止力になっていたのかもしれません。

竹内 よくぞひとりで乗り越えましたね。

福岡 その後も、母の酒量は増えていきました。

学校から帰ってくると、相変わらず自分は、寝ている母を確認し、鼻をきかせて酒瓶を見つけ出し、安酒を台所のシンクに流すという行為を、習慣のようにやっていました。

酒を流し終えてから鍵をかけて、友達の家に遊びに行きました。友達の家で、その子のお母さんが作ってくれたホットケーキを食べたり、子ども部屋のテレビゲームで遊んだりして、〝普通の家の暮らし〟を学んでいきました。友達のお母さんは皆、若々しくて、いい匂いがして、ちゃんと歯がありました。あまりにもうちだけが、どこの家族ともかけ離れていたのです。

その、本来戦ってはいけない「性」と「生」が、生きるために戦ったともいうべき「性戦」を経験した後からは、うちの家族がおかしいのは、もしかしたらお酒のせいじゃないか？　と漠然と考えるようになりました。

斉藤　子どもだった福岡さんがお酒を探してシンクに流していたというのは、お父さんからの指示だったのでしょうか？

福岡　違います。自らの意思でやっていました。父は酒を流すことはありませんでしたね。

　悪いのは母親ではなく、この液体なのだ。

　この液体が、母親をモンスター（病人）にしてしまったんだと。アルコールに対して、強烈な嫌悪感を持ち始めていたんだと思います。

　その後しばらくして、両親は離婚しました。

斉藤　それまで見守っていたお父さんが、離婚を切り出した理由はなんだったのでしょうか。

福岡　母のアルコール依存症は悪化の一途をたどっていて、父としても、もう一緒に暮らすのは限界だと感じたのでしょう。子どもの将来のことも考えていたのだと思います。

母の躁うつ状態は日に日に強くなっていました。夕方になるとうつ状態は酷くなって、もうひとりではアパートにおいておけない状態になって、父の仕事も回らなくなっていました。

父は、ろくなものを食べていなかったこともあり、この頃からストレスで、急に痩せました。母も早く老いましたが、父の老いも早かったようです。

そしてある日、父は母を新宿区河田町の女子医大病院に入院させたのです。限界だったのだと思います。

竹内　何科に入院させたのですか？

福岡　確か、脳神経科で入院したはずです。入院した当初、父に言われた言葉が忘れられません。「男性に比べ、女性の依存症は治りにくく*、失禁を繰り返すようになったらもう、末期らしい」と。

斉藤先生、アルコール依存症は女性のほうが治りにくいというのは、事実ですか？

斉藤　確かにそういうデータがあります。

一般的に女性は男性よりも小柄で、肝臓が小さいですし、血液量も少ないのです。さらに、水分を多く含む筋肉量が少ないので、体内でアルコールが薄まりにくい、つまりアルコール*の分解速度も遅いという物理的な違いがあります。

さらに、女性ホルモンがアルコールの代謝を阻害するという報告もあります。男性がアルコール依存症になるまでには、飲酒が習慣化してから10〜20年ですが、女性の場合はその約半分の年月と考えられます。

男性に比べ、女性の依存症は治りにくく　習慣的に飲酒を始めてから、アルコール依存症になるまでの期間は女性のほうが短いといわれている。その理由は、女性のほうが同じ量の酒を飲んだ場合に血中濃度が高くなりやすいこと、女性のほうが飲酒による肝臓の病気や精神の病気などの合併症を起こしやすいことが挙げられる。そして、女性の依存症の原因には、いい子でいたい、いい妻でいなくてはならない、立派な母親でいたいというようなアイデンティティの問題が絡むことがより多く、人生のさまざまなステージにおける変化が関わっていることもある。そのため、アルコール依存症以外に薬物依存症、パニック障害、自傷傾向、摂食障害などを併発していることがあり、治療の妨げになることも多い。

お母さんは、退院した後しばらくは、お酒はやめられたのですか。

福岡 はい。退院後、母はシラフに戻りました。何年も会っていなかった本当のお母さんが帰ってきたんだ、という気持ちになって、ものすごく嬉しかったのを覚えています。

自分のお母さんが、長い旅行から帰ってきた！　そんな気持ちでした。でも、本当は隠れて飲んでいたかもしれないですね。

それでも、あの短い期間だけは、自分には真っ当な母親に見えた。あのときだけは、汚された記憶もどこかにとんで、学校が終わるとすぐに、走ってアパートに帰りました。放課後、友達と遊ぶこともやめました。とにかくまともなお母さんと一緒に過ごしたかったから……。

ただいま！　とアパートのドアを開けると、自分を笑顔で迎えてくれたんです。そして、体調のいいときは、唐揚げやチャ

アルコールの分解速度
20g前後の純粋なアルコールを含む酒類の量を「1単位」と呼ぶ。1単位に当たる量は、ビール500㎖缶1本、日本酒1合、ワイングラス2杯、7%のチューハイ缶350㎖1缶など。性別や体格、年齢などによって1単位のアルコールを分解する時間は変わるが、お酒の強い男性でもおよそ4時間、お酒の弱い人や女性はおよそ5時間かかるとされる。

ーハンを作って待っていてくれました。いい匂いが自分の家からすることが、嬉しかった。母は、本当は、料理上手だったのです。夢のような期間でしたね。

斉藤　その穏やかな期間は、どのくらいつづいたのでしょうか？

福岡　……長くはつづきませんでした。半年、いや3〜4ヵ月だったかな。

季節が変わる頃には、母は再飲酒*しました。同じ問題を抱えている人ならわかると思うのですが、再飲酒をきっかけにさらに酒量が増えていきました。

竹内　依存症の人は誰でもスリップ*するものですよ。再飲酒しない人は、めったにいませんね。

再飲酒
アルコールを絶っていても、何かのきっかけで再び飲み始めること。

スリップ
依存症の治療中に、再びアルコールや薬物、ギャンブルなどに手を出してしまうこと。通常、回復までには何度もスリップを繰り返すといわれている。

福岡　わからないです。母は、嘘をつくことが当たり前のように生きてきた人でした。というよりも、アルコールのせいで記憶障害があって、前に言っていたことや、約束したことをすぐに忘れてしまったんだと思います。

だから、自分の前では飲まない状態を作っていただけで、陰では、退院後すぐに飲んでいたのかもしれないです。でも自分が「シラフの母親」というものを3～4ヵ月のあいだ、見ることができたのは事実です。

竹内　そのあいだ、ずっとお母さんは優しかったのかな。

福岡　優しかったですね。料理も美味しかった。そういう思い出は残っています。

しかし母は、再飲酒から1年もたたないうちに、アパートから出て行きました。

両親が離婚したことは、父から説明を受けたと思いますが、そのときのことをあまり覚えてはいません。ただ、父の名誉のために言っておきますが、父がアルコール依存の母を無下《むげ》に捨てたというわけではないんです。

「離婚」と言っても、我が家から歩いて行ける距離に母はひとりでアパートを借りました。ひとりにさせたら、飲酒をやめてくれるかもしれないという期待も父にはあったはずです。でも……離婚した後、母の病状はさらに急激に悪くなっていきました。

ああ、でもすみません。今こうして話していると、性的虐待は、母の退院後だったかもしれません。短期間で終わったことは事実ですが、時系列が自分の記憶のなかで曖昧なんです。

竹内　一生懸命思い出そうとしなくても大丈夫ですよ。無理をせずに。とにかく、ご両親の離婚を、福岡さんは反対せずに受け入れたのですね。

福岡 そうです。というのも、自分は再飲酒をしてさらに状態が酷くなった母親の存在を受け入れることができずにいました。一度シラフの母親からのぬくもりを感じた後だったので、よけいに耐えがたくなっていました。その頃にはもう、深夜の両親の取っ組み合いはなくなっていたように思います。でも、そのかわりと言ってはなんですが、毎日のように、自分が母親に手をあげるようになったのです。

自分も、成長とともに体力がついて、身体も大きくなっていましたから、母に力で勝てるようになっていきました。母が弱っていったせいもあります。蹴ってみたり殴ってみたり。そこに罪悪感はありませんでした。

竹内 なぜそんなに暴力的になっていったのかな？

福岡　母がお酒をやめてくれなかったからです。やめてくれない母には、力で止めるしかないと思うようになりました。

その頃には、同級生の親たちが、「あの家には近づくな」とおふれを出していたんです。そうした怒りも、母親にぶつけるしかなかったんです。さらに、退院後のシラフの母親を知っていたからこそよけいに、母の肉体にとり憑いた悪魔を、自分の力で追い払ってやろうという気持ちもあったのかもしれません。

竹内　お母さんのせいで、学校でいじめられるようになっていったということ?

福岡　一時は、そうでしたね。でもいつも強い気持ちで生きていました。人より早く大人にならないと生きていけなかったから、早熟だったこともありました。勉強も、スポーツも何でもできるタイプだったので、力で跳ね返したところもあったんです。

竹内　担任の先生など、相談できる相手はいませんでしたか。

福岡　いません。アルコール依存の問題を抱えている家族というのは、誰しも隠したがると思います。自分も、学校の先生にも、誰にも言えませんでした。でも、親たちの間では噂はすぐに広まっていきました。父親も手に負えないくらいになっていたので。「福岡の母親はアル中だろ？」という言葉が、いつか友達の口から聞こえてくるのではないかと不安で、そう言われることに怯えていました。

竹内　お父さんも、誰にも相談できずに、その頃は疲れ果てていたのかな。

福岡　そうです。父はこう言いました。
「俺が働きに出ているあいだにおまえが母親に手を出してしま

って、何かとんでもない事件を起こす可能性があると思ったから離婚をした」と。

いや、とんでもない事件は、実はもう、とっくに起きていたんだよ……でもそんなことを言えるわけがありません。父は息子が心配だから離婚をしたのだと。それには感謝しかありません。

父親的には、もう疲れ果てていたというのが多分、正直な気持ちなのかもしれないです。そこは自分も理解しました。母親が壊れてしまい、母親のせいで父親も壊れてしまったら、自分はどう生きていけばいいかわからかなかったですし。

竹内 お母さんをもう一度治療入院させるという考えはなかったのかな。

福岡 あったと思います。父は仕事の合間に、病院や役所などに相談しつづけていたはずです。でももう、母本人の意思が

「治療したい」というふうにならなかった。

父親が、病院や然るべき施設を探してきても、「もう行きたくない」と。つまりそれは、もう断酒をしたくないのだ、というふうにも聞こえました。

それが今の時代だったら、もっといろいろ、社会的に差し伸べてくれる手があったのかもしれません。でもその頃は、断酒をしたくないという意思を示す母を治す手段は見つからなかったんです。父は父で、絶望したはずです。

斉藤　断酒を拒否するお母さんに、お父さんが暴力を振るうことはありましたか。

福岡　ないです。少なくとも、自分は見たことがありません。

暴力を仕掛けるのは、いつも母親です。父親の心臓をめがけて包丁を振り下ろすと、拳ひとつぶんくらいの距離のところで、父親が両手で止めるというシーンを思い出します。薄明りのオレンジ色のライトのなか、胸の直前で、グッと……。それも、一回だけでなく何度も何度も繰り返される夜もありました。母のなかで、父は絶対に止めてくれるという確信があったのではないでしょうか。自分にも同じ確信めいたものがありました。
だけど父も、毎日、包丁を刺される寸前で止めなければいけないという儀式に疲れ果てたんです。最後のほうは、熟睡することもできなかったはずですから。

竹内　お父さんから「離婚する」と報告を受けたとき、福岡さんには、お母さんと一緒に家を出るという選択肢はなかったのですね。

福岡　そうですね。父親は、離婚を決めたとき、こう言いました。
「お父さんとお母さん、どちらを選ぶのも自由だ。もしお母さんと一緒に住むのなら、このアパートからお父さんが出て行くよ」。

心がバラバラになるような思いのなかで、父親を選びました。父には感謝も尊敬もあったので。しかし、父を選ぶことは母を捨てることになるのではないかという葛藤もありました。母に「捨てられた」と思われるのは、かわいそうだし怖かった。でも結局、母親が出ていく形になりました。

竹内　お母さんの引っ越し費用とか生活費は、お父さんがすべて負担したのですか。

福岡　詳細はわかりませんが、母の兄が負担しました。母の兄、つまり自分の伯父にあたる人が、当時、横浜にある銀行の支店長をしていたため、金銭的な余裕が多少あったようです。

竹内　ご両親が離婚してから、お母さんが亡くなられるまではどのくらいでしたか。

福岡　離婚をして1年くらいです。離婚をした日付とか時期はいつなのかは正確には思い出せないのですが、母が亡くなったのは、自分が小学5年生の3月14日でした。給食の後、担任から聞かされました。

竹内　お母さんが亡くなったという知らせは、どういう形で届いたのですか？

福岡　その前日、たまたま母の様子を見に行っていた伯父から、電話がかかってきました。「今すぐお母さんのアパートまで来られるか」と。その日は日曜日で、父親もたまたま部屋にいたときでした。

だけど、父親は、俺は行かないと言い、自分はひとりで母のアパートまで走って行きました。ドアを開けると、母は床に横たわっていました。やつれた顔と、まとまりのない束ねた髪が見えました。もうすぐ救急車が来る、と伯父は慌てていました。自分は救急車には同乗しませんでした。これでまた入院してくれたら、お酒をやめて、家族が元通りになるのかもしれないなんて漠然と考えながら家に帰りました。「お母さん、救急車で運ばれたからしばらく入院するかもよ」と父に言いましたが、父がそのときどんな顔をしたかは覚えていません。

次の日の月曜日、いつもと変わらず学校に行き、給食の時間が終わる頃、「福岡君、ちょっといいかな?」と担任の先生に教卓に呼ばれました。先生は、自分を憐《あわ》れむような顔をして、言いづらそうに目を伏せました。

「お母さんが亡くなった。すぐに帰りなさい。心を強く持つんだよ」

先生の深刻めいた表情や言い方が、少し芝居じみて見えて、自分は妙に冷めていましたね。

その次に思ったことは、「ああ、これでクラスの奴らにお葬式とかを見られて、目立ってしまう」ということでした。

すごく冷たい子どもだと思われるかもしれませんが、誰かが「死ぬ」ということをそれまで経験したことがなかったから、母親の死というものがよくわからなかったんだと思います。

II
自分自身のこと

竹内　お母さんが亡くなられた後、お父さんとのふたり暮らしをしながら、福岡さんは成長をしていくわけですが、お母さんによって、お酒はとても恐ろしいものであるという経験を嫌と言うほど味わったはずです。だけど、福岡さん自身も、成長をするにつれ、お酒を飲むようになりましたね。そのあたりの経緯をお話ししてもらえますか？

福岡　はい。母親が亡くなってすぐに、父と自分は、母との忌まわしい思い出のあるそのアパートから出て、新宿の戸山ハイツ*という都営住宅に引っ越しました。そこはもう、今までのようにお酒の臭いもしみついていなかったから、小学生の自分はなんだかとても安心したのを覚えています。それくらい、もともとお酒に対する嫌悪感はあったんです。きっと自分は、一生お酒には手を出さないだろうと思っていました。絶対に飲まないと決心していたのです。

しかし、母の死から時間が経過するとともに、自分も中学生、

戸山ハイツ
新宿区戸山にある大規模都営住宅。最寄駅は副都心線の西早稲田駅。戦争の被災者を収容するために戦後に建設され、１９６０年代後半から鉄筋コンクリートの住宅に建て替えられて現在に至る。

高校生になるにつれ、酒が絶対悪だという考えはどんどん薄れていきました。

竹内　お父さんはその頃、どうされていたのですか？

福岡　母が壊れてからは、父は自分が成人するまで、正月以外は酒を家に持ち込みませんでした。自分ももう、絶対に父親には飲んでほしくなかったです。

でも、新大久保を歩いていると、道端で違法ドラッグの売人をしている人をしょっちゅう見かけます。そんななかで、「お酒はあたり前に合法なのだ」という考えを強くしていきました。

母は酒に殺されたわけではなかったのか？　酒はたいして悪いものではなく、母の脳が壊れていたところに、たまたま酒が入って、崩壊していっただけで、健康な人間が飲むぶんにはなんら問題ないのでは？　と。

斉藤　そう思われても無理はありません。一昔前のことですが、日中からアルコール飲料のコマーシャル*をテレビで流している国は、日本以外にはなかったはずです。欧米では、アルコールに関する放送に制限をかけている国のほうが圧倒的に多いのです。*

2016年にようやく、日本酒造組合中央会、ビール酒造組合など業界9団体でつくる〈飲酒に関する連絡協議会〉*が広告の自主基準において、テレビ広告で喉元を通る「ゴクゴク」等の効果音は使用しない、酒を飲むシーンについて喉元アップの描写はしない、25歳未満のタレントは起用しないなどの自主規制を設けましたが、それほどの効果があるとは思えません。J*TのCMのようには厳しくできないようです。

福岡　そうなんですね。お酒のCMは、どれもとても魅力的な映像で、有名芸能人がバンバン出ていたりして、楽しそうですよね。

アルコール飲料のコマーシャル　アルコール飲料などを売るためのテレビコマーシャルには、若年の飲酒や過度の飲酒を奨励する可能性が高いため、国によってそれぞれ制限がかけられている。

アルコールに関する放送に制限をかけている国のほうが圧倒的に多い　2010年にWHOの総会が、アルコールの有害使用の防止と低減に向けた行動を推進、支援するための「アルコールの有害な使用を低減するための世界戦略」を採択。日本ではこれを受け、多くのアルコール関連団体が、アルコールが原因だとされる諸問題を防止するための基本法の制定を目指し取り組み始めた。アメリカでは、アルコール飲料の広告は視聴者、読者のおよそ70%以上が21歳以上である場合に限るなど、未成年に向けた広告を行わないよう

お酒は悪いものではなく、何よりも手っ取り早いコミュニケーションツールであり、場を盛り上げるためには欠かせないものなのだと自分たちは刷り込まれていきました。

世の中が認めている、というのは大きいです。ただ、母のことがあったので、自分も遺伝的なリスクはあるのかな？　という漠然とした不安は、少しだけ持ってはいました。しかし実際にお酒を口にしてみても、特に頭が壊れる感じはなかったので、大丈夫だと思うようになりました。

最初に友達と酒を飲んだのは、中学3年生でした。高校の受験が終わったときです。どんな味がしたかは覚えていません。酔っ払うと、辛いことや面倒くさいことをいろいろ忘れられる。気分がアガって楽しくなる。気がつけば、定期的に地元の友達と飲むようになっていました。

斉藤　高校生になった頃から、日常的に飲酒していましたか？

にしている。アルコール広告を小学校から半径約150メートル以内には設置しない、25歳以上のモデルや俳優を採用するなどと定めている。英国では、アルコール飲料の広告は18歳未満が興味を持つものであってはならない、広告で飲酒している人が25歳未満に見えてはならないなどと定めている。フランスでは1991年にタバコと飲酒による依存症と闘うための通称「エヴァン法」が導入され、ヨーロッパ諸国で一番厳しいアルコールの広告規制が敷かれた。

飲酒に関する連絡協議会
酒類の製造者には、不適切な飲酒の防止や適正な飲酒環境をつくるなどの社会的責任を果たしていく必要があるため、酒類業界の団体で設けたもの。「酒類の広告・宣伝及び酒類容器の表示に関する自主基準」として、酒類の広告や宣伝、酒類容器の表示の際のルールを規定している。

福岡　はい。その当時は、歌舞伎町のお店を、高校生がワンフロア借り切って宴会をやるというのが普通だったんです。村さ来とか養老乃瀧とか、つぼ八とか、そういうところです。ビールやチューハイが中心でしたが、ひとり3000円もあれば、十分に楽しめました。罪悪感はありませんでした。

斉藤　今から20年前は、そんな感じだったかもしれませんね。とにかく日本は、薬物に対しては非常に厳しいですが、お酒に対しては寛容すぎるところがあります。

福岡　もちろん、予約の段階で高校生だとは言いませんけども、明らかに未成年の、それも大学生にもなっていない15、16歳のガキどもが普通にタバコを吸ってお酒を飲んでいても、誰も何も言わない時代でした。

斉藤　だから、子どもたちにも「それが悪いことだ」という認

JTのCM
JTは日本たばこ産業株式会社。1995年から一般社団法人日本たばこ協会が、未成年者の喫煙防止と喫煙マナー向上のため広告・販促での自主基準を改正。自主的にたばこのCMを規制し始め、深夜帯のみの放送となる。数年後にはメディアでたばこの銘柄を挙げてのCMも自粛している。厚生労働省の「最新たばこ情報（2020年）」によると、「現在習慣的に喫煙している者の割合は、17・8％であり、男女別にみると男性29・0％、女性8・1％である。この10年間でみると、いずれも有意に減少している」とある。

識もなかったでしょう。

福岡 そうなんです。酒を飲んでいる＝不良というイメージさえも、誰も持っていませんでした。高校は新宿区内のわりと進学校で有名なところに入学できたんです。でも、お勉強ができる子も普通にそういう飲み会に参加して、「乾杯！」と言ってビールを飲むような環境にはありました。期末試験が終わった後とか、「打ち上げやろうぜ」みたいなノリで、クラスの仲のいい奴らと一緒に放課後に飲んでいました。やがて、そういう場所に慣れてくると、特に理由もなく、遊びとして毎週のように居酒屋に出入りするようになりました。

竹内 高1の頃から毎週ですか？

福岡 そうです。男の子も女の子も、何かイベントがあったら、すぐに「打ち上げだ！」となりました。コンビニでおつまみとビールを買って、外で飲むこともありました。それは異性と仲良くなるためのツールでもあったんです。学校の先生も、生徒らが居酒屋に行っているのを知っていても、知らないふりをしてくれていました。外を歩く大人も、通りがけに眉をひそめるくらいで、まず怒られたことはありません。タバコには厳しいのに、お酒は黙認、という空気でした。１９９０年代までは、どこの学校もそうだったんじゃないでしょうか。

ただ、自分たちが特殊だったのは、新宿という土地柄、飲酒の後でエスカレートして、外国人が売っている違法ドラッグに手を出すケースもあったということかもしれません。それは他の高校に行っていた友達から教わりました。「これ吸っているんだ」って。

竹内　それは、大麻のことかな。

福岡　はい、大麻樹脂*です。「チョコ」って昔は呼んでいました。

大麻樹脂
大麻草の花のつぼみ部分などからとれる樹脂を固めたもの。濃い褐色の固形物で、別名ハシシ、チョコなどと呼ばれる。葉に比べつぼみ部分の樹脂は少量で強い作用をもたらす。そのままでは燃えにくいため、細かく砕いて通常のタバコの葉と混ぜて吸引するなどの方法で使われている。

ハシシとも呼びますよね。それを誰かの家に行って、3～4人くらいで炙って回していました。16、17歳の頃です。

竹内 高校生になってそういうものを楽しみ出したことを、お父さんは知っていたのですか。

福岡 まったく気づいていなかったはずです。でも、地元の団地育ちの友人も含め、多くの子がその年代で酒もドラッグも経験していると思います。なんでも簡単に手に入る新宿や新大久保が遊び場だった自分は、酒で家族が壊れたというのにそれが悪いことだとはまったく考えませんでした。いつしか、母の顔も忘れるようになりましたね。

竹内 最初にお酒で失敗した思い出というのは何ですか。

福岡 今から振り返ると、「あれは失敗だったな、やりすぎたな」と思うことはたくさんあるんですけれども、その当時は、お酒を飲んで、町で喧嘩になって暴れて、看板を壊したりだとか。そういうことが飲むと頻繁にあったし、迷惑行為も見つからなければ問題ないという幼い考えを持っていたので、最初に失敗したというのが何の出来事なのかと言われても、覚えていないです。

竹内　でも、高校生のあいだは、友達との飲み会があるときだけ、飲酒をしていたというわけですね。それが、毎日飲むようになったのはいつからですか。

福岡　高校を卒業して、専門学校に入ってからです。自分の高校は都内でも名の知れた進学校だったので、一緒に悪さをやっていた同級生たちも、ほとんどが大学に進学しました。だけど自分は、家に金がないのも知っていたし、父親も、息子に早く社会人になってほしいと願っているのを感じて、東京モード学園という専門学校に進学しました。そこでデザインを専攻しました。

高校のときも専門学校のときも、友達の中心にいて楽しく話をしていることも少なくはありませんでした。でも、周りに合わせているよりも、だんだんとひとりでいる時間のほうが楽になり、友達と一緒にいる時間を心から楽しむことはできなくなっていきました。

しかし、頑張って就職活動をし、当時、その学校から入れる企業のなかではトップ企業といわれる現東証一部の空間プロデュース事業をする会社に入ることができたんです。でも、仕事をまともに覚えぬまま、たった1年で退職してしまいました。

斉藤　それはどうしてですか?

福岡　会社の年度末の飲み会で酔ってしまい、先輩と口論になったんです。その頃から酒を飲むと、とにかく喧嘩腰になってしまっていました。言葉はもちろん、手も出てしまいます。

1社目の会社を辞めてすぐのことですが、当時付き合っていた彼女と渋谷で酒を飲んでいて口論となり、その勢いで、渋谷スクランブル交差点で見知らぬ人を殴って、警察沙汰になったこともあります。その方は顎《あご》を骨折してしまい、自分は略式起《りゃくしきき》訴《そ》されて罰金50万円を支払いました。

その後も友人の紹介でデザイン事務所に入社するも、やはり人間関係がうまくいかず、1年足らずで辞めてしまいました。何をやってもうまくいかなかった。

気づけば、強く酒を求めるようになっていました。2001年頃からだと思います。そんな酷いうつ状態のときに、今の妻と出会いました。それから、妻に警察を呼ばれて逮捕される2017年まで、ほとんど毎日、酒を飲んでいました。

斉藤　結婚をしたのはいつでしたか。

福岡　２００４年です。自分が26歳のときですね。

斉藤　福岡さんの飲酒問題と、うつ状態を知った上で奥さんは結婚されたのですね。

福岡　確かに、妻との出会いによって自分は救われたところがありました。出会ったとき、この人の前ならば自分を解放してもいいのだという特別な安心感がありました。でも、本来の自分でいられる時間は、今考えるとほぼありませんでした。妻は医療従事者です。まだ結婚前に、妻とデートをしていて、酒で暴力を振るってしまったことも何度もあります。彼女の肋骨にヒビが入ったこともありました。

斉藤　結婚前にそういうことがあったのに、奥さんは結婚を承諾されたんですね。

福岡　その頃、妻も妻でいろいろと精神的に大変な時期だったんです。そして妻も、自分と出会う前からかなりお酒が好きでした。妻は、仕事終わりに自分とお酒を飲むことを楽しんでいました。自然とふたりで晩酌をするようになったのです。

もともと自分は自宅では飲まない人間でしたが、妻が毎晩楽しそうに飲んでいるのにつられて、晩酌の楽しさを知りました。子ども時代、家で誰かと食卓を囲むというのは、自分にとっては苦痛でしかなかった。だから、家のなかで楽しく酒を飲み、美味しいものをツマミに会話を弾ませるということは、ちょっとした発見でしたね。酒は酔って暴れるためのものではなく、こういう楽しい時間を過ごすためにあるのか、と。他の大人たちは、こういう時間を過ごしていたのか、と。だから、彼女は自分に、新しい酒の魅力を教えてくれたとも言えます。

斉藤　おうちで、奥さんに付き合って毎晩飲むようになったのですね？

福岡　はい。

斉藤　奥さんとの晩酌では、主に何を飲んでいたんですか？

福岡　ビールですね。500㎖の缶を毎晩4本くらい。それって、アルコール摂取量としては多いんですかね？

斉藤　ふたりで4本ですか。

福岡　ひとり4本です。

斉藤　ビールのアルコール度数は、確かに他のお酒に比べて低く、5%程度（100㎖あたり）です。アルコール摂取量の基準*とされる「1単位」は、純アルコール換算して20g。ビールは

アルコール摂取量の基準
20g前後の純粋なアルコールを含む種類の量を「1単位」と呼ぶ。1単位に当たる量は、ビール500㎖缶1本、日本酒1合、ワイングラス2杯、7%のチューハイ缶350㎖1缶、ウイスキーならダブル1杯（60㎖）、焼酎なら0・6合（110㎖）が目安。

ちょうど1缶（500㎖）で1単位です。

アルコール度数の低いビールは、他のお酒よりもピッチが速くなりがちなぶん、量をたくさん飲んでしまうという側面もあります。

日本酒4合は飲めないけど、ビール4缶なら飲めてしまうという人は多いと思います。お酒は、その飲むスピードによっても身体への影響が違います。

体重約60kgの人が、酒1単位を30分以内に飲んだ場合は、アルコールは約3～4時間体内に留まることがわかっています。2単位飲んだ場合は、約6～7時間。ただ、これはあくまでも目安で、お酒に弱い人や女性の場合、分解されるまでもっと時間がかかることがわかっています。

福岡　ひとりビール4缶というのは、いちばん少ないときですね。結婚する前と新婚時代です。それから、どんどん増えていきました。

斉藤　彼女と出会い、結婚したことで酒量が増えたということですか。

福岡　はい、確実に増えました。でも楽しかった。酒量は増えても、自分の人生にとって絶対的に有益な時間でした。だから、妻には感謝している部分も多くあります。

斉藤　「機能不全家族」という環境のなかで育った福岡さんが、大切な人に出会えて、お酒の力も借りながらも幸せな家庭を築こうという思いがあったんですね。

福岡　もちろんありました。その頃、お酒のせいでうつ状態が悪化するとは、正直思っていませんでした。でも、アルコールが抜けたときにうつ状態になりやすいのには気づいていました。気分を上げてはくれるが、副作用も大きいのかなと思ってはいました。基本、お酒とは関係なく、自分はうつ状態を治すことには必死だったのです。

斉藤　確かに、エチルアルコールはダウナー系の精神作用物質[*]なので抗不安効果があります。大脳の機能を鈍麻させるので、不安や緊張を和らげてくれるため、うつ病の患者さんは、お酒を飲むと気持ちが軽くなるのです。しかしそれは、あくまでも一時的なものであって、アルコールでうつ病が改善されることはありません。

竹内　でも、奥さんとのお酒の時間を経験して、福岡さんは初めて「家族」というものに憧れを持たれたのではないですか。もしかしたらそれは、奥さんも同じかもしれないですね。

入籍をしようと思ったのには、何かきっかけがありましたか？

ダウナー系の精神作用物質
摂取することによって気分が変化し、依存する可能性がある物質を精神作用物質、ドラッグなどと呼ぶ。脳の中枢神経の働きを麻痺させることによって理性のコントロールをなくし、酔ったような状態になってリラックスでき、幸せな気分になるものを抑制系といい、ダウナー系ともいう。眠くなることも多い。ヘロインやモルヒネ、アルコールはこれに当たる。一方、脳の中枢神経を興奮させることで、ハイになるようなものをアッパー系という。覚醒剤やエクスタシー、カフェインやニコチンなどがこれに当たる。

福岡　先ほどもお話しした通り、結婚前から、酔っぱらうと妻には何度か暴言を吐いたり、暴力を振るっていました。でも、いつも後から気がつくのです。バンクーバーに旅行したときは自分自身を痛めつけて、舌をハサミで切りました。それくらい、いつも酩酊状態でした。妻だけではなく、友人のことも殴っていました。それで自分は何度も愕然となり、反省し、妻に許してもらいました。妻もそれは、本当の自分ではなく、自分の病気がそうさせていると思っていて、結婚をすれば、病気が落ち着くと考えていた部分もあると思います。

その頃、妻の最初の妊娠がわかりました。それをきっかけに入籍したんです。でも、娘は妊娠6ヵ月で、死産で生まれてきて……辛かったですね。一緒に支え合おうという気持ちを強くしました。

斉藤　ふたりで悲しみを乗り越えた……。

福岡　はい。2004年に入籍して、その翌年の2005年に息子が生まれました。息子が生まれた頃から自分は、精神安定剤も常用するようになって。ビールで薬を流し込んでいました。

竹内　息子さんの誕生は、福岡さんにとって心の安寧《あんねい》を得られる機会にはならなかったということですか？

福岡　死産を乗り越えて妻がもう一度妊娠したとき、「どうか今度こそは無事に生まれてくれ」と祈らない日はなかった。子どもができることで、自分自身もすべてが好転するような気もしていました。

その一方で、仕事面での不安や社会に溶け込めるかという不安も生まれて、家族をつくるということに言いようのないプレッシャーを感じてもいました。自分には、「幸せな家族」というロールモデルがないから、何が正解なのかもさっぱりわかりません。

そうこうするうちに臨月になり、ふたりで相談し立ち会い出産をしました。

竹内 立ち会い出産で何を感じましたか？

福岡 正直なことを言えばあまり覚えていないんです。感動したのか、嬉しかったのかわかりません……強い安定剤を飲んで立ち会ったからかもしれません。産声を聞いたとき、ああこれから自分はどうなっていくのだろう、子どもが生まれたということは、社会とつながらなければならないのだろうけど、どうやってこの自分が、父親になって社会とつながれるのだろうとか、そういう不安の雲がどんどん頭に広がっていった気がしました。

竹内 幸せを感じる前に、怖くなってしまったのでしょうか。

福岡　そうかもしれません。でも、その後、息子と妻が自宅に戻ってきて、育児に関わるなかで、しみじみと温かな気持ちを知りました。今までに一度も経験してこなかった感情です。

竹内　どんなときに感じたのですか。

福岡　息子と過ごす、あらゆる時間です。

おむつ交換、沐浴《もくよく》、離乳食……同じことをしていても、息子は昨日よりも今日、確実に成長していることがわかりました。昨日と今日は同じに見えて、確実に違っているんだと。今思えば、すべてが楽しかったんです。何もかもが、自分にとっても初めての経験で、初めての感情でしたね。

斉藤　そうした穏やかな日々のなかで、精神安定剤も、飲酒量も減っていったのでしょうか。

福岡　息子が3〜4歳くらいになって、動きが活発になってくるにつれ、自分と一緒に遊ぶ時間が増えていきました。それと同時に、うつ状態が和らいできたなと感じ、薬の量を減らしたいと思って、頑張りました。

自分が当時服用していた薬は、あらゆる欲求を抑え込んでしまうような副作用があって、生活していく上で不自由を感じることも多くありましたから。長年服用していた薬を減薬するのは、本当にしんどかったです。

でも、後から、「あなたが薬で症状を抑えられていた時間は、私たちは平和だった」と妻に何度も言われました。自分は自分で減薬に苦しんでいましたが、妻は妻で、薬を減らしていく自分に不安を覚えていたようです。

息子は、0歳から保育園に入れることになりましたが、その保育園の送り迎えは、自分にとって大きな苦痛をもたらしました。保護者との交流が避けられない部分があって、それが自分にとってはかなりのストレスでした。やはり自分は、保護者の間で浮いた存在だったのでしょう。とても冷たいまなざしで見られたこともあったし、あきらかに嫌がらせのようなことを受けたこともありました。

うつ状態の自分には、ほんの小さな人間関係のささくれも、大きな傷になってしまうことがあるのです。それでも自分は、我慢しつづけました。息子の手を引きながら、耐えられずに大声で叫んだこともあります。

斉藤　奥さんとの関係は変化していましたか？

福岡　夫婦喧嘩は増えましたね。いや、夫婦喧嘩というよりは、勝手に自分が叫んで、暴れて……。

あ、でも、息子の保育園の卒園アルバムの制作に関わることになって、自分は、デザイン全般を担当したんです。あのときは、チームになった保護者の方々と一丸となって、最高のものができました。感動したり、嬉し涙を流したり、よい思い出がたくさんできました。

斉藤　子育てのなかで、成功体験もできていったのですね。

福岡　はい。ただ、また新たな問題が起きていました。息子が小学校に入学する頃から、都営住宅でひとり暮らしをしていた父親の体調がどんどん悪くなり、認知症の症状が進んでいきました。

結婚以降も、自分と父の関係はわりと良好で、孫の誕生も喜んでくれたし、頻繁に電話でやりとりをしていたのですが、いつしか会話が成り立たなくなったのです。そして、「おまえがお金を盗んだ」などと、被害妄想的な発言が多くなりました。

竹内　お父さんは、飲酒はされていたのかな？

福岡　その頃の父は、酒は飲んでいませんでした。認知症の前に、肺がんを患っていたこともありましたから。
ただ、父親の認知症の進行と比例して、しばらく落ち着いていた自分の飲酒量は増えていきました。

斉藤　どれくらい飲んでいたのでしょう？

福岡　そのときの定番は、コンビニで500㎖のビール、もしくはレモンサワーを買って、店を出てすぐに一気飲み。多いときは、3缶購入して一気飲みをしていました。それを1日に、3〜4回繰り返す感じです。
その頃は、かつて妻と晩酌をしていたような楽しいお酒ではなく、もはや酒の味が嫌いだったから、一気飲みをするようになっていました。一気にアルコールを体内に流し込んで、脳を痺れさせて、嫌な記憶を忘れたいという欲求に突き動かされるままに飲んでいたようなものです。

たまには父親に酒を買って行き、一緒に飲んだりもしていました。医者にはもちろん内緒です。でも、父は、酒を飲んだほうが記憶が鮮明になったり、ハッキリとした口調で会話するようになったりもしました。認知症の人も、アルコールで一時的に脳が活性化するんだとわかったときは、ちょっとびっくりしました。

その頃からです。自分の24時間連続飲酒が始まったのは……。

斉藤 連続飲酒は、アルコール依存症のかなり深刻な状態です。1日に何度も飲むと、体内にずっとアルコールが残っている状態になってしまいます。常に酔っ払っている状態です。ここまでくると、絶対に自分の力だけではお酒を断つことはできません。シアナマイドというアルコール依存症のための治療薬があります。服用しているときにお酒を飲むと、吐き気や頭痛がして、気持ちが悪くなる作用があります。ただし、飲酒欲求を抑制するものではありません。

福岡　はい、ずっと酔っ払っている状態です。自分の飲酒歴が始まったのは高校生の頃ですから、24時間連続飲酒となるまで、20年以上の時間がたっています。さすがに、これはちょっとマズい状態だぞ、と思ってはいたのですが……でも、最後まで「自分はアルコール依存症だ」という、自分が病気になっているという自覚がなかったんです。

自覚がないという点が、この病気の恐ろしさだと今は感じます。

竹内　では、病院に行くきっかけは、あなた自身ではなくて？

福岡　はい、妻に促されました。妻も相変わらず、家で飲んでいましたが、こちらの異変には気づいていたようです。妻の勧めでアパリクリニック*に行きました。

ここでの問診のなかで、自分の今までの歴史をお話ししたら、

アパリクリニック
東京都新宿区にある、うつ、発達障害、アディクション（薬物、お酒、ギャンブル）などを診療するメンタル・クリニック。

なぜか飲酒よりも、ドラッグのほうが問題視されて、ドラッグ依存症のミーティングに参加するようにと言われました。でも自分はドラッグはやっていなかったので、そのミーティングからはすぐに足が遠のきました。

竹内　お父さんの介護が、あなたにとって大きなストレスになったのですね。

福岡　慣れない下の世話は堪えました。おむつ交換のたび、何かがすり減っていきました。父親は、認知症と肺がんだけでなく、糖尿病を患っていて、それらの通院の付き添いをずっとやっていたので。大きな失望を感じるたびに、お酒をあおりました。やっているうちに、キャパオーバーというのですかね……、もともと自分は、人を介護できるような精神状態ではなかったのに、できもしないことをひとりで抱えていたんだと思います。

でも、ずっと息子ひとり、親ひとりでやってきていたので、父親の介護ができるのは自分だけだと、「他人の手を借りず自分でやらなきゃ」と思い込んでいたところが少しありました。父親がいたから、自分はなんとか死なずに大人になることができた。その恩返しをしなければという気持ちもありました。だから、父親のことを憎んだりすることはなかったのですが、一生懸命やればやるほど、酒量が増えていったのです。

自分は手当たり次第に薬を飲み、飲酒するようになり、ある日、交通事故を起こしました。それは、息子が生まれる前に、妻の貯金で買った車でした。その事故の後、自分は何度も警察に事情徴取に呼ばれました。それでも、酒をやめられませんでした。妻はどうしていいかわからず、自分と息子を残して家出したんです。数週間でそのときは帰ってきたのですが……。

その後、父は病院で亡くなりました。父の介護の時間は、自分にとって、いちばん困難な時間であり、同時に、親子のいちばん濃厚な時間でもありました。だけど、父が死んでも、自分の酒量が減ることはありませんでした。逆に父を喪《うしな》った悲しみで、さらに酒量は増えていきました。うまく言葉にして、妻や息子と共有できたらよかったのですが、それは難しかったです。

父の死から1年ほどたったときのこと、再び自分は警察のお世話になり、3人家族は断絶しました。

斉藤　どういう状況で警察が介入することになったのですか。

福岡　当時の自分は、過度のアルコール摂取から、日々怠《だる》くてたまらず、ベッドに横になってばかりでした。なんにもやる気が起きないのです。35歳あたりを境に、体調が一気に悪化していった気がします。そんな自分を、妻が疎ましく思っているのもわかっていました。それでしょっちゅう喧嘩をしていました。

その日も、酒を飲んでいたら仕事から帰ってきた妻と喧嘩になりました。

その夜、もう喧嘩をしたくないから家を飛び出して、歌舞伎町にひとりで飲みに行ったんです。飲みに行く前からベロベロだったんですけど、それでも飲みに行かないとやっていられないという気分でした。

気がついたら、かつて母親が働いていた屋台街にいました。それまでもときどき、酔いたいがために、子どもの頃から庭のように知っているこの屋台街には足を運んでいたんです。母親の面影を求めていたとか、そういうことではないと思います。でも、母親が勤めていた屋台街で飲んで……。

朝になって帰宅したら、妻は意外に優しい対応でした。息子は、登校した後でした。それでも再び喧嘩になって、仕事に出かける準備をしていた妻のバッグを引っ張ったら、その勢いで妻が倒れてしまった。

それ以上は、自分は妻に対して何もしなかったはずです。彼女は無言で起き上がり、自分から逃げるようにして、バッグを持って出て行きました。出勤したのだろうと思いました。でも、それからまもなく物音に気がついて外に出たら警察官が立っていました。妻が、警察を呼んでいたのです。自分は、連行されました。

2016年9月のことです。突然目の前に現われた警察官によって、そのまま留置場に入れられましたが、19日間で出られました。弁護士さんが介入して、妻と示談が成立したので。だけど、妻と息子の元に帰ることができませんでした。妻は、自分が留置場に入ったその日から、妻である前に「示談相手」となったのです。「示談相手」が、自分と会うことを拒否していました。示談書には「暴力を振るったのだから、妻に近づいてはいけない」とありました。自ずと、息子にも会えないことになりました。弁護士さんを通じて、自宅のカギを「示談相手」に返すことになりました。

警察を出た後の自分は、友人の家を転々としました。家の近所のビジネスホテルに泊まったこともあります。

こんなに近くにいるのに、我が子と、会えない。それがいちばん辛いことでした。そして、昔、父と離婚して家を出て行った母親の気持ちを少し想像しました。家族との断絶というのは、こんな痛みを伴うのかと。

その後、手持ちのお金をかき集めて、ワンルームマンションを借りることにしました。今までは妻の収入に頼っていた自分ですが、このとき、昔からの友人たちに、どれほど助けられたかわかりません。

病院に行って治療をすることも示談のひとつの条件となっていました。自分はその条件に従い、病院に通うようになりました。これも、友人たちの助けがあったからできたことです。

最初の通院時は、弁護士さんと病院で待ち合わせをしていました。そこは、さまざまなアディクト（依存症）の治療を行うことで知られた病院でした。

病院に通ってすぐ、10月の頭からは「お酒をやめましょうね」という指導が入ったのですが、すぐにやめることはできませんでした。また、その病院とは別に、原宿のカウンセリングセンター*で、DV加害者のためのプログラムを受けることになりました。

自分がいかに、周囲に迷惑をかけて生きてきたのか、肉体的、精神的なさまざまな「暴力」について、プログラムを通じて客観的に理解できるようになりました。なぜならDV加害者としてその場に存在する自分は、かつて、壮絶なDV被害者だったからです。

そのうち、息子とは時間を決めて会うことができるようになりました。息子と会うたびに、また一緒に暮らしたい、生き直したいという気持ちが沸々とわいてきました。妻は、自分が息子と会いたいがために呼び出していると思っていたようですが、それだけではありません。息子が積極的に会いに来てくれるようになったのです。

原宿のカウンセリングセンター 1995年に設立された心理相談機関。医療機関ではなく、臨床心理士のスタッフとの人間関係を通して問題解決の援助をしているが、保健所や精神保健福祉センターなどの公的機関、クリニック・病院など医療機関とのネットワークがある。親子・夫婦関係、依存症、暴力、ハラスメントなどに対して積極的に取り組む。

息子と会えるようになったから、急に断絶をした妻を憎むこともありませんでした。息子を生んでくれた妻を、憎めるわけがありません。

それでも、10月、11月、12月と連続飲酒がつづきました。だけど、DV加害者のためのプログラムを受けるうちに、ある事実に気がついたのです。自分の問題の大半は、「酒」だったのだと。おかしいと思われるかもしれませんが、加害者になっていたのだと。被害者が、酒の力を借りて、加害者になっていたの原因が酒にあることすら、通院するまで自分は気がついていませんでした。酒をやめるしか、解決する手立てがないことに、ようやく気がついたのです。それでも、通院を始めて3ヵ月間、連続飲酒をやめることができなかったのです。

斉藤　連続飲酒というのは、連続飲酒発作ともいいます。食事もとらず、基本的な日常生活動作（洗顔、着替え、入浴など）も放り出し、アルコールを求め、泥酔しては寝るという生活を繰り返します。

斎藤学先生*が、これをあえて「発作」と呼ぶのは、「期間が限定され、そのアルコール依存症者のふだんの飲酒行動から見て、かなり異質な印象を受けるからである」と述べています。アルコール依存症の末期には、連続飲酒と断酒が交互に繰り返されて、過度の飲酒の山と断酒の谷のふたつの特徴を持つ飲酒サイクルを呈するようになります。こうした連続飲酒と断酒の繰り返しを私たちは「山型飲酒サイクル」と呼んでいます。

つまり連続飲酒とは、飲んでも苦しいし、飲まなくても苦しいという状態のことで、そうなると「どの道、苦しいのだったら、飲むか」という思考に陥ってしまいます。そこまでくると、お酒を飲んでも吐いてしまうし、何を口に入れても吐いてしまいます。固形物が受けつけられなくなり、栄養失調を起こしたり、失禁した状態で生活するようになったりします。福岡さんは、奥さんとの喧嘩がきっかけで、その手前のところで医療に

斎藤学先生
斎藤学（さとる）、慶應義塾大学医学部卒業、精神科医。家族機能研究所の代表。アルコール依存症、児童虐待、過食症、拒食症など、嗜癖研究の第一人者。日本に「アダルト・チルドレン（子どもの頃に、家庭内トラウマによって傷つき、大人になっても生きる上で支障がある人たちのこと）」という概念を定着させたことで知られる。

アクセスできたんです。

しかし、離婚や仕事を失ったときなど、何らかの大きな喪失体験をきっかけに、飲む量が一気に増えます。アルコール依存症は、「孤独」とセットになっていることが多いのです。ですから、突然、家族との生活を断たれた状態で、すぐにお酒をやめることは、難しかったでしょうね。


福岡 その年末、大みそかと元旦は、息子と過ごすことができました。

自分の誕生日は、1月19日なんです。たったひとりの41歳の誕生会を、シャンパンで祝いました。安いシャンパンから高級シャンパンまで、4~5本買い込みました。そして、誕生日の夜から飲み始め、朝がきても飲みつづけていました。

シャンパンが全部空いたら、他の酒にも手を出して、1月19日、20日、21日と3日間、飲みつづけたのです。後からレシートを見ると、それらは一気に購入したものではなく、何度かに分けてコンビニで買っていたようです。

その間、ずっと考えていたのは、家族のことでした。家族といっても、自分の両親のことではなく、妻と息子のことでした。家族に傷つけられ、家族というものをまったく信じていなかった自分にとって、今、最も大切なものが家族だということを41歳になって、深く実感したのです。それが、1月23日の朝でした。たぶん、23日だったと思います。

3日つづいた孤独な誕生日の饗宴《きょうえん》から3日後の1月23日、酒をやめました。新たな自分の「バースデー*」です。なんとなく、1日、酒を飲まずに過ごすことができたんです。そして、次の日も、飲まずに1日が終わりました。

それを次のミーティングで仲間の皆さんに報告したときに初めて、「回復に向かって、一歩踏み出せた」ことを自覚できま

「バースデー」
依存症を克服し、依存の対象になっていたものをやめられた日をバースデーと呼ぶことがある。

した。それから今日まで、自分は、1滴たりとも飲んでいません（2023年現在）。

竹内　そしてその日から福岡さんは今日まで、やめつづけられている。頑張っていますね。

福岡　はい。でも、そこまで歯を食いしばってやめられた、というわけではないのです。その2017年1月23日のことは忘れられません。いえ、逆に忘れるくらいすんなりと、なんとなくやめられたと言ったほうが正しいかもしれません。何かを乗り越えた、という実感はありました。病院に通っていなければ、自分は絶対に酒をやめることはできませんでした。

その日まで、酒を飲みながらでも病院には一応通っていたんです。ミーティングにも、たとえ二日酔いでもしっかり参加していました。最初の頃は、他の参加者たちの話を、ただ黙って聞いていました。人が話している間は、口を挟んではいけないルールもあるので。

そこには、話し上手な人はほとんどいなくて、でも、訥々《とつとつ》と話すその言葉のなかに、精一杯の心の叫びがあるんです。自分は言葉にならないその叫びを聞くことで、何かを得ました。

そして、ミーティングとは、他者に話す場でありながら同時に、自分自身に語りかける場であることに気がつきました。自分は初めてそこで、自分の過去を言葉にすることができた。誰にも言えなかった、耳を塞いで目を閉じていた過去を言葉にし、子ども時代の自分に話しかけることができたのです。酔っ払いながらですが……。

そのミーティングがなければ、今ここで、おふたりの先生の前でも話せていないと思います。それまで、自分自身の過去を「話す」ということを、あまりせずに生きていました。仲の良い友人や付き合っていた彼女、妻には話していましたが、ミーティングで初めて、実際に起こったことを話すのではなく、「本音」を話せたのです。

竹内　ミーティングに参加することで、ご自身の何がいちばん変わられましたか？

福岡　素直に生きられるようになったと思います。自分を偽らずに。

斉藤　その日から今日まで、飲酒したいという強烈な「欲求」や「渇望《かつぼう》」を覚えたことはありましたか？

福岡　ありません。自分のなかではお酒という存在自体がなくなっちゃったので、「渇望」というのは、今の時点ではないです。

斉藤　お酒をやめつづけられている、福岡さんの原動力はなんでしょうか。

福岡　息子です。息子の存在がいちばん大きいです。

そして、自分が生きている、存在しているということが、酒をやめてわかったんです。生まれて物心ついてからずっと、自分が生きているのか、死んでいるのかわからない状態がつづいていたということが、酒をやめてわかりました。意思を持って行動することが、生きるということなんだと知らなかったのです。

41歳になって、生きるんだったら、ちゃんと普通に生きてみようかなと。いや別に、覚悟を決めたというわけではなくて、自然にそうなっていきました。家族と離れたことで、あ、父親の介護の経験も関係しているんですけれど、自分と向き合う時間が多くあったことも大きかったです。

斉藤　他に、具体的な変化はありましたか？

福岡　実は、ずっと「般若心経《はんにゃしんきょう》」を読みつづけています。般若心経から、目に見えない世界の大切さを知りました。それに付随して、量子力学、宇宙学、一般相対性理論などの本を、一気に半年くらいで何十冊も読んだんです。

斉藤先生が仰るように、読書の時間ができたことは大きかったですね。

自分はもともと無神論者でした。神様を信じている奴なんか、くだらないと思っていました。

でも、今、参加しているミーティングのテーマのなかにも「自分なりに理解した神」という一節があるんですけど。それを見つけたので酒をやめられているんだと思います。

III

回復とは何か？

回復は、足、耳、口。そして、手から

斉藤　率直な体験談をありがとうございました。福岡さんが今お話をされた、19日間の勾留というのはリアルに胸に刺さりました。聞く人が聞くとピンとくると思います。

印象的な話がいくつかあったのですけど。最後のプログラムにつながって、魂の奥底に響く霊的な体験をされて、そこからなぜか知らないうちに酒をやめられたという話でしたね。

実は、多くのAA*メンバーや断酒している人たちが、同じような経験をされています。

私も今考えると、父方の祖父はおそらくアルコール依存症だったと思います。一緒に生活をしていたわけではなかったのですが、私がこの仕事に就いていることは、もしかしたらそういう祖父の影響もどこかで受けていたんだろうなと感じています。私がかれこれ、20年くらいこの仕事をやれているのも、祖父が

AA
Alcoholics Anonymousの略で、「無名のアルコール依存症患者たち」という意味。1935年にアメリカで、ふたりのアメリカ人男性が互いの飲酒経験について語り合うことから始まったもの。参加者たちはアノニマスネームと呼ばれるニックネームを使って匿名で参加し、お互いの話を聞き、自分の話を語るだけのミーティングが柱になっている。自分が話すことは他の参加者から尊重され、他の参加者の話を尊重するのが基本。ミーティングでは12のステップを踏んでアルコール依存症からの回復をはかるプログラムが推奨されている。現在、AAは約180の国と地域に存在し、200万人以上が参加していると想定され、日本では600以上のグループがあるといわれている。

関係しているかもしれません。
　現在でもＡＡではよく聞く話で、こんな言い回しがあります。
「依存症というのはまず足から回復するんだ」と。

福岡　足から？　どういうことですか？

斉藤　お酒を飲みつづけていても、薬がやめられなくても、まずは自分の足を使って歩くこと、行動に移さないと回復は始まらないという意味です。通院をする、自助グループに行く、仲間と分かち合う。このように、自分から主体的に歩かなければ、何も前に進みません。
　家に籠《こも》っていては、アルコール依存症は絶対に回復しません。とにかく、お酒をやめられなくても、外に出て、仲間に会いに行くこと。まずは歩く。歩く、というのは足なので、だから最初は「足から回復をする」。これは習慣を変えるということでもあります。

その次は、「耳」です。一見「口」が先に来そうですが、二番手は耳なんです。人の話が聞けるようになるということです。

私にもそういう面がありますけれど、人の話を聞いていると、つい、口を出したくなります。自分の正しさをつい主張したくなったり、自分のなかの正義を相手にぶつけようとしたりしてしまいがちです。でもそれで結局ぶつかり合ってしまい、「あいつは俺の言うことをわかっていない」となって、また酒を飲む。それでは、今までと何ら変わりません。

自分の正しさを「主張する」ということは、とても正義に溢れた行動に見えますが、実は、非常に傲慢な気持ちが背景に隠れていることが多いのです。

ただ黙って相手の話を「聞く」というのは、謙虚じゃないとできないことです。

ですから、回復していく最初の頃というのは、「話す」というよりも、仲間の話を「聞く」ことが大事ではないかと思います。そして、ミーティングに参加して、仲間の話をたくさん聞いて分かち合っているうちに、「なぜか今日一日、お酒がやめられた」という人は、結構多いのです。「足」を使ってミーティングに行き、「耳」で仲間の話をよく聞く。これが、回復への最初の2つのステップなのです。

ＡＡが誕生したのは、１９３５年の6月10日のことです。ビルとボブのふたりが、自分たちの酒の体験を話しているときは、なぜか飲みたい欲望が出てこないことに気がつきました。酒の話をしていると、飲みたい気持ちが収まる。この体験は、実は、普遍的に皆さんが経験していることなんです。「話す」ことよりも仲間の話を「聞く」ことで今日一日、自分が救われる。

その次が「口」です。しゃべる、自分の話をする、の順番です。口から回復する、ということです。

福岡　確かに。自分も、その順番で回復していきました。

斉藤　足、耳、口。この3つはよくいわれているんです。

そして4つ目がある、というのを私は最近よくお話しします。それは、「手」です。手から回復する。「手」というのは一体何を表しているかを説明します。

手を使うというのは、手助けをすること。自分が回復をしていないとなかなか仲間を助けることはできないんです。自分が中途半端に回復していて、ときどきスリップしている状態だと、結局まだ飲んでいる仲間に巻き込まれて、一緒に飲んじゃったりすることがあります。

ある程度、自分自身の回復が進んでいると、仲間を手助けすることができます。自助グループや中間施設であるダルクやマック*などでは、そのメソッドが脈々と受け継がれています。

仲間を助けることで今日一日、自分が薬を使わなくていい、飲まなくていい。だから、最後には手からも回復するというこ

ダルクやマック
ダルクとは、NPO法人日本ダルクのこと。医療・福祉・地域・教育が連携したプログラムを組み立て、薬物依存症からの回復を目指す。ダルクは、ドラッグ（Drug＝薬物）のD、アディクション（Addiction＝嗜癖、病的依存）のA、リハビリテーション（Rehabilitation＝回復）のR、センター（Center＝施設、建物）のCを組み合わせた造語。マックは、特定非営利活動法人ジャパンマックのこと。依存症回復施設を運営し、アルコール、薬物、ギャンブルなどの依存症患者の回復を支援する、1979年に開設された非営利団体。精神保健福祉士、看護師、公認心理師、社会福祉士らと連携し、多くの依存症からの回復者がスタッフとして働く。

とですね。

今、福岡さんは、足、耳、口の順番で回復している。「手」はどうでしょう？　実感はないかもしれませんが、私は今日一日、福岡さんのお話をこうして聞くことによって、自分自身が助けられています。それは紛れもない事実です。

あなたの弱さが、私たちの強さになる

福岡　えっ？　自分の今日の話が、斉藤先生を助けたんですか？

斉藤　はい。今日一日、あなたに助けられているのです。この「関係性」が生まれること、私が、この仕事――依存症の回復に関わるというか、はまったきっかけなんです。

もうお亡くなりになりましたけども、東京の江古田のAAグループにUさんという人、アノニマスネーム*は「マジさん」という人がいました。私が仕事を始めた社会人1年目の当時、AAによく連れて行ってくれた人なんです。「この仕事をするのなら、とにかくAAに行きなさい」とよく先輩方から言われていました。また、私にはワーカー1年目の課題として、100ヵ所行きなさいという体育会系ミッションがありました。そして、AAに行って自分の話をするようにと。

しかし、当時の私は、「自分はそこにいる人たちとは違う」という気持ちがどこかにありました。先に言ったように、私の祖父もアルコール依存症だと気づいていたのですけれども、そういう自分の背景をAAでする必要性もあまり感じていませんでした。否認していたのです。

しかしある日のこと。AAの帰り道に、Uさんが「斉藤さんは、正直な話ができてないよね」と言われたんです。唐突すぎて何を言われているかわからずに、反論しようもなかったので

アノニマスネーム
アノニマスとは匿名の、無名の、という意味。アノニマスネームは、自助グループに参加するときのニックネーム、ハンドルネームのようなもの。ミーティングで本名を名乗らなくていいことをアノニミティという。

すが、つづけてこう言われました。

「自分の話をしているときに、何か苦しそうだよ」と。「私はあなたの弱い話が聞きたいんだ。別に武勇伝とか成功した話を聞きたいんじゃなくて、弱い話が聞きたいんだ」と。

それでその次の言葉が……今でも、これがいちばん心に刺さっている言葉なんですけれども、「あなたの弱い話が私たちの強さになる」と言われたんです。

この言葉は、私にとって衝撃でした。それまでの私は、気合と根性が最も尊重される体育会系の人間でした。Uさんの言葉は、体育会系では、絶対に教わらない哲学です。

自分の弱さが、知らないところで相手をエンパワーメントして（力づけて）るということをまったく知りませんでした。自分のこんなカッコ悪い経験を話しても、ただ、恥ずかしかったり、あいつはダメな奴だと烙印《らくいん》を押されたりして終わりだと、学生時代はずっとそういうふうに思っていたのです。まさか、自分の隠したい負の経験が、他の人たちの力になるという発想はまったくなかった。だけどそのとき、Uさんからそれをズバッと言われて、話すのがすごく楽になりました。

それからずっと、今現在でも私は節目節目にはAAやその関連イベントに足を運んでいます。

福岡　でも、斉藤先生はAAに行かなくても、ご自身が勤めているクリニックでプログラムをやっているのですよね？

斉藤　そうです。しかし、自助グループと医療機関でのミーティングは、何かが決定的に違うんです。医療機関でミーティングをやっていると、どうしても、医療という枠組が最初にあるので、そこには何らかの利害関係（援助する者とされる者）が生まれてしまいます。それを極力なくそうと日々努力はしていますが、すべての利害関係をなくすというのは、難しい一面もあります。それはそうですよね、医療は、患者さんが来て、保険収入で成り立っているわけですから。
　でも、自助グループというのは基本的に利害関係がありません。伝統にもありますが、アノニミティ（匿名性）が尊重されます。そのなかで、皆さんが自分の話を率直に話されていて、やっぱり行くと、癒されるんです。いや、癒されるという言葉は語弊《ごへい》があるかもしれません。あ、「俺、やっぱり病気だな」と再認識するんです。

福岡　えっ？　先生ご自身が、「病気」と感じるのですか？

回復は競うものではない

斉藤　そうですよ。ふだん健康なつもりでいても、「いやあ、俺も病気だなあ」と思うんです。
　自助グループの人たちは、皆さん、ゆっくりとお酒をやめているんです。焦っていないというか。そう、回復を競い合っていないのです。
回復を競い合わない。これは、とても大切な考え方です。その考えにときどき触れることで、私も一種のカタルシス*というか、浄化されるのです。その浄化作用があるから、この仕事をつづけられていると言ってもいいでしょう。

私も、職場では度々悩みます。自分が担当しているアルコール依存症の人がスリップしたり、亡くなってしまったり、入退院を繰り返されるたびに、やはり私自身も無傷ではいられません。今はかなり耐性がついたというか、経験を積みましたが、新人の頃はよく悩んでいました。

昔は、東京都中央区に「Pグループ」というAAグループがありました。そこにアノニマスネームが「船長」という方がいて、その人は30年以上断酒している回復者でした。彼はもうすでに亡くなっていますが、当時はその人のところに行って、ときどき愚痴ったり悩みを聞いてもらったりしていました。病院

カタルシス
精神の浄化のこと。もともとはアリストテレスが書き残した悲劇論からくる、「悲劇が観客の心に恐れや憐れみを呼び起こし、感情を浄化する効果」のこと。精神医療においては、無意識のうちに抑圧されている過去の苦痛や恐怖、罪悪感を伴う体験や感情を外に出し、意識化することで溜まっていた感情を除去し、心の症状を改善しようとする精神療法を指す。一般的には、「心のなかにあるわだかまりが何かのきっかけで一気に解消すること」をいう。

の上司でも院長でもなく、私は自助グループに行って、担当しているアルコール依存症の患者さんの悩みを打ち明けていたのです。

彼らは私に、アドバイスはしません。提案はするけれども、アドバイスはしないんです。あるとき、入退院を繰り返している担当患者さんの件を打ち明けたら、「斉藤さん、何を焦っているの？」と穏やかに言われたんです。「自分なんか断酒するまで15回も入院しているんですよ」と。「その人はまだ5回でしょう？」と。

「何を焦っているの？」と言われて、自分は、悩んでいるというよりその患者さんをコントロールしたかっただけなのだと気がつきました。自分の思い描いた個別支援計画に乗ってこない人に対して、自分の能力が否定されたような気がして焦っていたのです。

問題は、私の人からよく見られたいという「承認欲求」がその焦りの背景にあったことでした。そうか、回復は競うものではないのだから、焦る必要はないのだと気がついたのです。

そういう経験がいくつもありました。だから私はやっぱり、AAのなかで育てられたのです。断酒会も行ったんですけれども、断酒会というのはどちらかというと、当時まだ「気合」と「根性」という日本的な精神性が残っている年配の人が結構多かったんです。私の場合は、非常にAAが肌に合ったんですね。

今日、福岡さんのお話を伺いながら、そんなことを一つひとつ思い出していました。それと、もうひとつ印象的だったのが、お母さんが亡くなられたときのお話です。福岡さんのお母さんのお葬式はあったのでしょうか？

福岡　ありました。

斉藤　そうでしたか。いえ、あることを思い出したものですから。

以前私が、もっとがむしゃらにアルコール依存症の人と格闘していた時期のことです。入職して3年目くらいの頃でしょうか。当時は「男と男の約束です、もう飲まないでください」「わかった、男の約束だな」とか言い合っていたんですよ。

でも、次の日にその人は、飲んで現れるんです。今まで男と男の約束を破られたことはなかったのに、自分よりも年上の人生の先輩から、いとも簡単に破られました。そう、男の約束というのはすぐに破られるのだということと、これも私の「飲んじゃう不安」を解消するために約束をしていたことに後から気づきました。相手の援助ではなく、自分自身の「不安のケア」をしていただけだったのです。

またその頃の私は、思い入れのあった患者さんの葬儀には極力出席していました。

福岡　お酒をやめられなかった人のお葬式ですか？

斉藤　両方のパターンの葬儀に出席しました。お酒を何年かやめてから回復の途中で亡くなった人の葬儀と、飲みつづけて亡くなった人の葬儀。両方とも経験しています。

お酒をやめつづけて、つまり回復に取り組みつづけて亡くなった人の葬儀というのは、人が集まるんです。……なんていうのでしょう、いろいろあったけれども、最後は酒がやめられてよかったね。飲むと、いろいろと酷かったけど、最後はやめられたんだから、と、周囲の人たちも納得して見送ることができるといいましょうか。

〈きぼうのいえ〉*という カトリック系の施設が台東区の山谷《さんや》にあるんです。吉永小百合さんと笑福亭鶴瓶さんが主演した、山田洋二監督の映画『弟』の舞台にもなった場所ですけれども、その場所で以前、私が担当していて最後そこで看取ってもらったアルコール依存症の方がいました。その方は、断酒を10年以上つづけて、最後はがんで亡くなったんです。

きぼうのいえ
東京、山谷地区にあるホスピスケアの受けられる独居用アパート。ホスピスは痛みや苦痛を取り除く医療的なケアを受けながら余命を過ごす場所のことで、病院に併設されていたり、自宅でケアを受けたりする場合がある。そうした在宅ホスピスケアを身寄りのない独居の人にも提供しようとするのがきぼうのいえで、2002年に立ち上がった。

亡くなってから、湯灌《ゆかん》をしてもらいました。そうしたら死んでいる彼の口角が上がって表情が笑っているように見えたんです。最後に、好きだったワンカップ大関とハイライトを置いてお別れをしました。そんな葬儀には、人がやっぱり来てくれるんですよ。お葬式の後になってからも、お焼香をしに来る人もいました。断酒生活のなかで、人生の埋め合わせをつづけ、酒に酔って分断された人間関係を再構築してきた軌跡を、そこから感じることができました。

一方、お酒をやめられないまま連続飲酒で孤独死された人のお葬式は、本当に寂しいものです。私と、生活保護のケースワーカーのふたりだけしか出席者のいないお葬式もたくさん経験しました。

福岡　ご家族はお葬式には来ないのですか？

斉藤　身内は、もちろん誰も来ません。生活保護制度には、葬祭扶助《ふじょ》というのがあり、その手続きがあるためケースワーカーは来ました。

火葬をした後に、私だけがお骨を骨壺に拾うこともありました。いちばん太い大腿骨を拾いました。大腿骨は、普通は火葬をしてもしっかりと残っているものなのですが、その人の大腿骨は、お箸で骨壺に移すときにパラパラパラッと崩れてしまい、最後まで掴めませんでした。箸先をぼんやり見つめながら私は、お酒というのは、死んだ後も、この人の体のなかにこうやって、アルコール依存症という爪痕を残しているのだなと、いたたまれない気持ちになりました。

福岡　……。

つながりを、取り戻す

斉藤　誤解してほしくないのですが、どういうお葬式がいいとか悪いとか、そういう話をしたいわけではありません。

依存症という病気は、その人が亡くなってもなお、さまざまなところに影響を及ぼすという現実を伝えたいのです。

最近では、アディクション（addiction）の反対語は、コネクション（connection）、つまり「つながり」だと言われて久しいですけれども、アルコール依存症という病が進行していく過程で、多くの人との関係が分断されてしまうのです。

一方で、やめてつづけていく過程で、いろいろな人との関係を再構築、回復をしていきます。新しい出会いもあるでしょう。つまり、「回復する」ということは、つながりを取り戻していく作業なんですね。

でも、やめられずに亡くなった人というのは、そういうことはできなくて、最後に、葬儀のときには誰も来なくて……。アルコール依存症はつまりは「孤独の病」だと思います。

一度断絶してしまった人とのつながりを取り戻していくことが、アルコール依存症の本質的な回復なのだと、その人の死に際に立ち会ったときに知ったのです。

福岡　わかる気がします。自分も、お酒をやめることが目的ではなく、家族を回復させることが最優先なので。

斉藤　さかのぼってみて、私の父方の祖父は、最後はおそらく糖尿病で亡くなったので、酒は飲めなくなっていました。当時はまだ、アルコール依存症治療のプログラムもなく、さらに滋賀県という田舎でしたから、おそらく糖尿病で体調を悪化させて、寝たきりで死んでいったんです。

祖父にはお人好しなところがあって、友達の借金を肩代わりしたんですね。その友達が不渡りを出しちゃって、失踪してしまうということがありました。その借金を背負うなかで、アルコール依存症になっていったんです。

私が20歳くらいのときに祖父は亡くなったのですが、葬儀が終わったときに、出席している人たちには、妙な安堵感が漂っていました。これでやっと肩の荷が下りたという独特な安堵感です。不思議な空気でした。普通なら、故人を偲んで思い出話をするような場面でも、そういう話はほとんどありませんでした。

だからつい、福岡さんのお母さんのお葬式はどうだったのかな、と想像を巡らせてしまいました。

ところで、竹内先生は、福岡さんの今日のお話、どう聞かれましたか？

必要不可欠な出会い

竹内 私くらいの年になるとね、「人生において、出会いが不可欠な人がいる」と感じることがあるのです。「あの人と出会ったから、自分が何とかやれた」とか、「あの人がいなかったら、今の自分はないだろう」という人がね。

出会ってすぐに気づくこともあるし、もうその人がいなくなってから……ずっと年を経てから気づく場合というのもありますよね。

私は、生きていくために、人と出会うということが絶対に必要だと思っているんです。アルコール依存症の人も、治るためには、出会いが不可欠な人が必ずいます。

でも、ただそこの道を歩いている人に今、「あなたは私にとって出会いが不可欠な人ですか？」と声をかけたってわからないわけでしょう。当たり前だけどね。

では、不可欠な出会いの人とどこで会えるのか？　いちばんその可能性が高いのは、自助グループに行くことです。

可能性がぐんと高まるわけです。もちろん、そこで会えないこともあります。だけど、必要不可欠な人に会える可能性というのは非常に高い。ですから、私は依存症の患者の人には自助グループに行くことを積極的にお勧めしているわけです。

ただね、物事というのは不思議なもので、後になってからは

「必然」だと思えるんだけど……、その瞬間は、「偶然」なんですよ。

偶然が、後から考えると必然となります。福岡さんと私の出会いも偶然ですよ。

福岡　いえ、自分は必然だったと……。

竹内　福岡さんは今日、新宿・歌舞伎町の思い出を話されていましたが、実は私ね、歌舞伎町と隣接している、都立大久保病院の医者だったんですよ。歌舞伎町の細い道路を隔てると大久保なんですね。初めて会ったとき、歌舞伎町のことをいろいろ私が話して、話が合うようになったんです。

出会いって、大袈裟に考えることはなくて、そうしたほんのちょっとのことなんです。何が触れ合うかは、わからないんです。はっきりした動機づけがあって、進んだということよりもね、むしろ人間はそういう親しさというかちょっとした共通性で知り合っていけます。共通性があるということは、感情的な距離が近くなるということです。

斉藤先生が先ほど言われた、医療のなかでの患者さんと医者の関係というのも、もちろん利害関係もあるけれども、まずは感情です。

この医者は、評判のいい医者だからかかろうかと思うと、たいてい間違った選択をしてしまいますよ。感情的に出会って、うまくマッチングできるのが、正しい選択なんです。古くさい考えと笑われるかもしれないけどね。だから、私と福岡さんは、「歌舞伎町」という場所が引き寄せてくれました。

福岡　そうでした。ミーティングで話した自分の過去を、竹内先生は土地感覚も含めて深く理解してくれたと思いました。

ユングでさえ失敗した依存症治療

竹内　歌舞伎町という地場の持つ力ですよ。

　さて、先ほどＡＡの話が出ましたけども、日本にも自助グループ、アルカホリック・アノニマス、略してＡＡというのがありますよね。ＡＡをモデルにしてそれから20年後に日本でできたのが「断酒会」なんですね。今も断酒会とＡＡというのはあまり仲が良くないんです。「断酒会」のほうが、根性論的な要素が強いように私も思っています。断酒会の人のなかには、「ＡＡは敵だ」と言ったりもする人もいるものですからね。だけど、そういう断酒会の人にも、もっと理解を深めてほしいのは、断酒会はなぜ日本で何もないのに設立されて育っていったのか？　ということです。

　断酒会も、グループワークをモデルにしたからなんです。グループワークをやる前のアルコールに対する医療は、いわば敗北の歴史です。ずっとうまくいっていないんですよ。

その代表的な失敗例は、ユング*です。ユングはスイスで仕事をしていて、アメリカの富豪がスイスのユングのところに行って入院したりして、何ヵ月も治療を受けました。でも、それでうまくいくわけがありません。うまくいかないまま、治療終了と追い出されるわけです。依存症の治療は、あのユングでさえ、うまくやれなかった。世界的な医療はアルコール依存に関しては、あまりいい成果を上げてこなかったわけです。

その後、斉藤先生がお話ししたように、当事者同士であるビルとボブが出会った。そこに、第三のすごい札つきのアルカホリックが入ってね。三人になってからバッと広がったんですよ！　だから、グループワークなくして治療はいい方向に進んでいかない。それを私は、なんとなく以前からわかっていたので、グループワークを積極的に進めているんです。

私は、医者だけど診察はあまりやりたくないんですよ。昔は、

ユング
カール・グスタフ・ユング、分析心理学の創始者とされる心理学者・精神分析者。1875年スイス生まれ。当初はフロイトの後継者と目されていたが決別し、独自の分析心理学を確立した。ジークムント・フロイト、アルフレッド・アドラーと並んで心理学の三大巨匠と呼ばれる。

外来に私の名前を出すのはやめてくれと言っていたくらい。仕事はもっぱらグループワーク主体でした。

現代は、「治療なき診断の時代」と皮肉まじりに言われています。アルコール依存症も、まさにそうです。専門医療はこの病気について、酵素、遺伝子レベルにまで及んでの詳細な診断ができるようになりました。しかし、治療に関しては、充分な対応が困難なところがなお多く存在します。それから、斉藤先生が仰っていたように、保健医療、公的に認められた医療機関というのは金銭が絡む。だけど、町の自助グループというのは、金銭がまったく絡まない、だから好きなんです。

ですから私はさしずめ、「自助グループ依存症」なんです（笑）。もっともっと、自助グループに育っていってほしいという想いがあります。アルコール依存症は、人間関係性の病であるだけに、本人を取り巻く仲間や家族などの「力」も大きく回復に寄与します。治療的共同体のなかには、共感があり、カタルシスがあり、生き生きとした治療的雰囲気があります。この治療力価は大きいですよ。

だから、あちこちの地方に行っては、自助グループの立ち上げを手伝ってきました。そのほうが、医者がひとりで治療をするよりも、はるかに大きな治療の力になるのです。精神医学的に言えば、自助グループはすぐれた認知療法、ナラティブ・セラピー*の場であるのです。

福岡　自分にとっては、今、この対話の時間が、ナラティブ・セラピー以外の何物でもありません。

「アル中」という言葉をこの世からなくしたい！

竹内　それともうひとつは、アルコール依存症というのは、正式には、「物質使用依存症候群」という言い方をすると先ほど申し上げましたね。福岡さんもご存じのように、ひとつの病気

ナラティブ・セラピー
ナラティブとは、「語り」の意味で、患者自身がそれまでの人生をセラピストとともに語り直すことで再構築し、患者を支配している自身が作り出してしまった歪曲されたり否認されたりした物語を、肯定的なものにしていく治療法。

ではないからですよ。たとえば、胃がんなら胃がんというひとつの病気なんですが、症候群というのは、あくまでもグループ名なんです。だから、人によってかなり症状が違って見えちゃうんです。症候群だから、アルコール依存症の実体がわからないというのは、ある意味で当然のことなんです。

福岡　実体がわからないから苦しいのだと思います。

竹内　それでね、福岡さんのお母さんの時代はまだきっと、「依存症」という言葉は使われていなかった。お母さん自身が、依存症という言葉を知らなかったことでしょう。それで、周囲から「アル中」と呼ばれていたはずです。疾病という認知さえなかったわけで、極めて不名誉な、差別的な言葉です。

医療界ではアルコール依存症と理解している人でも、この疾病に陥るのは意志の弱い人、精神に欠陥のある人、人間的に欠落しているところのある負け犬的な人であろうという偏見が、心の奥底に沈んでいるのです。だから、根性論に行きついてしまう。

　この言葉に、どれだけの当事者が苦しめられていたことか。この言葉のせいで、治療につながれなかった人たちは大勢いたはずです。この疾病の発病は、決して全面的に「自業自得」でも、「自己責任*」でもないのです。本当に嫌な言葉ですよ、最近流行の「自己責任」というのはね。

閉じ込めても、依存症は治らない

福岡　確かに自分の母親は、女子医大に入院したときも、現代のようなちゃんとした治療を受けていたわけではなかったです。ただ単純に、病室に閉じ込められているだけでした。
竹内　何も治療を受けていないですよね。たとえば、現在70代くらいのアルコール依存症の人がいたとしたら、これまでの入

自己責任
自分の行動やその選択によって危機に陥ったのならば、その責任は自分で負うべきだとする考え方のこと。生活保護などの社会保障を受給する人や、苦しい生活を強いられている人に対する差別や偏見を考えるときに、しばしば用いられる言葉。

退院の回数は15回とか20回に上ると思いますよ。最近は、そんな患者さんはいないです。かつては、入院はしてもらうんだけれど、医療は何も依存症のことを説明できなかったんです。何も知らなかったんですよ！　ただ、病院に閉じ込めておけば飲酒欲求というのは自然になくなるだろうと思われていただけで。

福岡　閉じ込めておくだけで、飲酒欲求がなくなるわけがありません。むしろ、孤独になれば、よけい飲みたくなるものです。

竹内　だから、病院は刑務所とあまり変わらないんですよ！

昔の医療というのはね。疾病教育*もできなかったんです。画像診断ができるようになってから、変わりましたね。CT画像で、脳のなかが見えるようになりましたから。病的変化が医療者側にもよくわかるようになったから、それで説明ができるようになった。

それから分子生物学*が進んできて、遺伝学*がわかってきたか

疾病教育
統合失調症の症状や原因、薬物治療、リハビリなどの知識を得ること。病気に対する理解を深め、治療に前向きに取り組む方法を提供する。病気に対する正しい理解は本人のその後の治療態度に大きく影響し、患者が治療方針の決定に積極的に参加し、治療を受ける上で欠かせない。

分子生物学
1953年にDNAの分子構造が提唱されるまで、生物学は生物の形態、進化、行動などに法則を見出すことに主眼を置いてきた。これ以降、初めて生物を分子レベルで解明する可能性があるという認識になり、分子生物学が生まれた。

ら。行動遺伝学*を含めていろんなことがね。それである程度、アルコール依存症を医学的に説明できるようになったことで、社会的な啓発もこうしてできるようになった。

お母さんの時代と、あなたが生きている時代は違うんですよ。お母さんは、ある意味、「アル中」というレッテルを貼られてしまった、日本社会の犠牲者です。

でも福岡さん、あなたは日本社会の犠牲者にならなくていいんだ。

福岡　つまり自分の母は酒の犠牲者ではなくて、社会の犠牲者だったのでしょうか？

竹内　かつては、そうだったと思います。見たくないものにはフタをし、閉じ込めるのが最善であると、社会全体が思っていたのですから。だから、お母さんを入院させたお父さんも、離婚時にお父さんを選んだあなたも、何も悪くはありません。

遺伝学
生物の特徴がどのように次世代に引き継がれるか、親子やきょうだいのあいだで起こる変異がなぜ起きるのかなどを研究する生物学の一分野。

行動遺伝学
人との違いを、遺伝による影響と環境による影響とに分割して考える学問。たとえば、一卵性双生児を調査することで、遺伝や環境によってどう影響されるのかを調べる。

「治療ギャップ」[*]という言葉があるんです。

アルコール依存症の人は、109万人くらいいるんですよ。久里浜医療センター名誉院長・顧問の樋口進医師[*]が中心になって国が調査をしてね。これは国際的な基準に基づいた調査で、だいたいこんなところだろうという数字です。

私は、今はもう少し多いと思っていますけどね。2014年の調査では109万人。でも、実際に健康保険のもとで医療にかかっているアルコール依存症の人は4万人しかいないんです。それ以外の人は、医療にかかわっていない。つまり、96%のギャップですよ。

この病気は進行します。そして、飲みながら治る人というのはほとんどいませんから、治療しなければ、結局は死ぬんです。そのことさえも、理解されていないというのが実態です。

福岡さんのお母さんのお話に戻りましょう。私はよく、「自

治療ギャップ
治療が必要にもかかわらず、治療にかかっていないこと。精神疾患や依存症の患者は、最も治療が必要なのに治療を受けていない人が多い治療ギャップの大きい疾患と言える。

樋口進医師
独立行政法人国立病院機構久里浜医療センターの名誉院長・顧問。アルコール依存症の治療において50年以上の経験がある。2011年にネット依存治療研究部門、2013年にはギャンブル依存症治療部門を開設し、多様な依存症への専門的な取り組みを拡大している。

殺」と「自死」があるという話をします。ノンフィクション作家の柳田邦男さんの息子さんは25歳のときに、精神疾患で自ら命を断ちました。その詳細は、『犠牲*（サクリファイス）』というすばらしいノンフィクションになっています。

柳田さんは、「自殺」という言葉が嫌だから、「自死」という言葉を使ってその本を書かれました。それが広がってきて、最近は「自死」という言葉もメディアでときどき見られるようになりました。

私は、アルコール依存症の人に関しても「自死」という言葉が合っている考えます。

「自殺」という言葉には、初めから自分を殺《あや》めるという意図があるわけでしょう。だけど、アルコールで死ぬ人には、自分を殺めるという気はないわけです。結果的に、死んでいるという状態です。多くの原因は、連続飲酒発作です。連続飲酒と連続飲酒発作というのは、違うんです。

*『犠牲（サクリファイス）わが息子・脳死の11日』
1995年、柳田邦男著。文藝春秋刊。心を病み、自死を選んだ息子が脳死状態に陥った。医療や脳死問題に造詣の深い著者が、最愛の息子の脳死に苦悩し、考えた末に臓器移植を決意するに至った11日間の手記。第43回菊池寛賞受賞。

福岡　どう違うのでしょうか？

竹内　発作の意味を考えましょう。たとえば、脳卒中発作や心臓発作という言葉があります。急激に起こる激しい症状です。多くのアルコール依存症の人が死ぬのは連続飲酒で、身体的に限界がくるまで飲みつづけた先に、発作を起こして死んでいるんですよ。

福岡　自分の場合は、限界まで飲みつづけましたが、たまたま死ななかっただけなのかもしれないですね。

竹内　酒を飲みつづけると、血液の組成が変わってしまうのです。酸欠症*になったりね。結果、心臓が止まっちゃうこともあるのです。本人は、死ぬつもりで飲んでいるわけではないのですけどね。

酸欠症
酸素欠乏症のこと。脈拍や呼吸数の増加、血圧の上昇、集中力や筋力の低下、頭痛、耳鳴り、吐き気などの症状を引き起こす。

福岡　セルフネグレクト*が必ずしも、自殺願望ではない……。

竹内　そうです。死ぬ意図はない。しかし結果としては「自死」になってしまうのです。同年代のアルコール依存症の人と、そうでない人とで比べると、自殺リスクは6倍も違うという報告もあります、しかしこれは、自殺率ではなくて、自死率ですよ。明確に死にたくはなかった。しかし、ひとりでアルコールを摂取しつづけて、具合が悪くなって救急車も呼べない。

ひとり住まいのアルコール依存の人*は、非常に危険です。だけど家族がみんな、突き放す。突き放せ、隔離せよ、と指導する専門家もいます。特に、1970年より前のAAの時代は、「手を放す」「突き放す」「底をつかせる」ことが正しいやり方だとされていました。

福岡　今、引きこもりの人にも、同じようなことを言う人がいますね。

セルフネグレクト
ネグレクトは、無視する、怠けるなどの意。子どもに対するネグレクトは、育児放棄に当たる。食事を与えない、清潔に保たない、病気や怪我のときに治療を怠ける、病院に連れて行かないなどを指す。セルフネグレクトは、「自己放任」のことで、衛生的、健康的な生活を放棄し、自身の安全や健康が脅かされる状態をいう。住環境、身体状況が酷く悪化したままにする、ゴミを捨てられない、劣悪な食事状況、社会サービスを拒否するなど。

ひとり住まいのアルコール依存の人
孤独とアルコール依存症には関連がある。厚労省のホームページによると、「依存症は、孤独の病気とも言われている。学校や職場、家庭などとうまくなじめないといった孤独感や、常にプレッシャーを感じて生き

竹内　病気なのです。病気だからひとりで治すことができないのに。病人を孤独にしたら、死ぬに決まっています。アルコール依存症の人なら、さらに飲みつづけるに決まっているのです。

今、孤独死する人が急増しています。男性のほうが圧倒的に多いのですが、その背景にはやはりアルコールが関係している。

福岡　独身の人が増えているのも関係しているのでしょうか。

竹内　結婚をしていても、死ぬ人は死にますね。逆に、家族に突き放されたときのほうが、生涯独身でいる人よりも、大きな孤独感を抱えてしまいます。だけど家族は、「アルコール依存症は甘えだから、突き放せ。だから、厳しくしないとダメですよ」と誰かから入れ知恵されていることも多いのです。

病気の人に寄り添うことが、甘やかすということにはなりません。しかし、アルコール依存症に限っては、寄り添っては

ている、自信が持てないなどの不安や焦りからアルコールや薬物、ギャンブルなどに頼るようになってしまい、そこから依存症が始まる場合もある」とある。独居の高齢者が増えている昨今では、依存症の問題は表に出にくいが、ケアマネジャーの世界では非常に重大な問題だと認識されている。

ダメだという専門家が未だ多くいるのです。

援助の手を離し、「底をつかせる」という考え方です。本人を困った状況に置けば、酒をやめるだろうという発想です。しかし、こういう状況に置かれて、たくさんの人が現実に死んでいるんです。

そして、もうひとつ。遺伝の問題です。これは、ベストセラーになった橘玲[*]さんの『もっと言ってはいけない』という本に書かれているのですが、人間の知能、精神疾患、犯罪に関しては、遺伝的要素が絡んでいるのは事実なのです。

親がアルコールの問題を抱えていると、その子どももアルコールの問題を抱えやすい。だけど、これは「言ってはいけない」ことになっているのです。遺伝子の話は、タブーなのです。

橘玲（たちばなあきら）
1959年生まれの元宝島社の編集者で作家。『言ってはいけない 残酷すぎる真実』で2017年新書大賞受賞。続編『もっと言ってはいけない』（ともに新潮新書）でも知られる。進化、遺伝、脳科学の最新知見を盛り込み、「残酷すぎる真実」「不都合な真実」を浮かび上がらせてベストセラーとなった。

遺伝要因と、環境要因

福岡　美人や天才やアスリートは、「やはりサラブレッドだ」「親譲りだ」なんて遺伝的要因を評価するのに、マイナスの要因の場合は、言ってはいけないのもヘンな話ですね。自分は、アルコールに関しては、母親の遺伝があるだろうと自覚しています。おそらく母親も、親からそういう地獄の遺伝子をもらってしまったはずです。

竹内　しかし、遺伝の話は差別につながるから、と日本の社会では、一切タブーなのです。しかしこれも、今の世の中が、アルコール依存症を病気と認めていないことの証左であるとも言えるのではないでしょうか。

たとえば、がんの場合は、「我が家はがん家系だから」と遺伝的要因を普通に話せる時代になりましたよね。あるいは、「我が家は皆、身長が低い」とか、「我が家は皆、花粉症だ」といった話はできるはずです。だけど、アルコール依存家系とは、なかなか言い出しづらいでしょう。

福岡　確かに自分も、母親の遺伝だと認めるまでには葛藤がありました。

竹内　しかし、アルコール依存症は遺伝子の問題を省いたら説明ができないというのが私の考えです。これはたくさんの学問的な集積がありますけど、だいたいアルコールの問題は、50％が遺伝子と関連しているということで、説明がつくんですよ。ちなみに、覚醒剤は40％。ギャンブルは35％くらいという調査があります。

これは双生児の多い白人系の人種で詳細に調べられたデータですが、国際的にはきちんとエビデンスとして出されていることなんです。日本ではアルコール依存症の人は109万人、飲酒人口は約7500万人と推定されています。このギャップは、ヒトという生物種における遺伝子存在作用を差し置いては考えられません。

ところが、日本では専門医であっても、遺伝子のことになると及び腰です。「少しくらいは遺伝も関係している」というくらいしか言わないはずです。後から、「出自で差別された」と患者側から万が一言われかねないと躊躇しているようにしか見えません。しかし、「親からの遺伝だ」とハッキリ認めたほうが、治療に向き合いやすくなるというケースは、たくさんあるはずです。

福岡　そのほうが、自分の病気を客観的に見られる気がします。「自己責任」論に追い詰められているときは、なおさらです。

竹内先生は、依存症は遺伝的要因が半分と、環境的要因が半分の50／50の関係だとお考えですか？

竹内　そういうことです。たとえば、よく説明されているのは、一卵性双生児と二卵性双生児による研究*です。

二卵性双生児というのは、兄弟です。しかし、一卵性双生児というのはまったく同じ遺伝子を持ちます。

一卵性の片方の人がアルコール依存症になった場合、もう片方の人がなる確率は50％です。では、二卵性の場合はどうかというと、21％なんです。

福岡　そうなんですか。遺伝の要因があることがはっきりわかりますね。

竹内　養子に出したケースでも海外では調査があります。養子に出した先の両親がまったくお酒を飲まない家庭環境でも、その子の実の親がアルコールに問題を持っていた場合は、その子どもにも問題が起こる可能性が高くなることがわかっています。やはり、遺伝は無視できないのです。

一卵性双生児と二卵性双生児による研究
人との違いを、遺伝による影響と環境による影響とに分割して考える行動遺伝学の研究。依存症が遺伝するかどうか、だとしたらどのくらい遺伝するのかを調べるのに有効な方法。

福岡　でも、「遺伝であれば、自分の努力ではどうにもならない」と思って諦めてしまうのではないでしょうか。

竹内　そうじゃないんです。私は、遺伝だからどうにもならないと言いたいわけではない。無視はできない要因だが、逆から見たら、先の一卵性双生児の実験でも、50％は環境因子に関係ある、と言えるわけです。だからやっぱり、環境の問題も大きいのです。

この病気は、遺伝子と環境の、望まずしての合致で発生します。環境を変えられる手段のひとつとして、グループワークとしてのセラピーがある、というのが私の考えです。先ほど斉藤先生も仰ったように、グループセラピーというのは必要不可欠なんです。

アルコール依存の問題に限らず、人間は、自分にはないものを持っている人に対して、どういう感情を持つかというと、やはり、妬むんです。誰しも生きている限り、妬みという感情から逃げられません。

アルコール依存症の人の場合、どういう妬みの感情がわくかといえば、「自分は飲酒をコントロールできる能力がない」と思っている。そうすると、コントロールができている人に対して、強烈な嫉妬心が生まれます。だから、断酒に成功した人の話を素直に受け入れられないし、医者の言うことはもっと受け入れないのです。「この医者、家に帰ったら普通に飲んでいるんだろうな」と思うと、嫉妬がわいてしまうのです。

だから、いちばん受け入れやすいのは、同じような境遇の人なんです。当事者同士が、いちばんわかり合えます。アルコール依存症の回復者は、非情に感性が鋭くて、仲間が飲んでいるか、飲んでいないかは我々よりもよくわかるんです。

福岡　小さい頃から母親の影響でアルコールには敏感でしたが、お酒をやめてからさらに他人の飲酒に敏感になりました。臭いでわかります。「飲んでいません」と言われても、飲んでいるのはすぐにわかります。

竹内　アルコール依存症の人は嘘が多いです。これはもう、しょうがないんです。周囲が目くじらを立てても仕方のないことです。依存症の人は、嘘をつかないと今の社会で生きていけないですからね。だから、自分にすら嘘をついてしまいます。

自分を偽《いつわ》りつづけて生きていくことはとても大変なことです。自分に嘘をつくのがいちばん苦しいことですから、他人を偽るなんて、それに比べれば、なんてことないのです。

自分の嘘を、みんな信じてくれるだろうという妙な自信も持ち合わせています。社会の人は皆、偽りをやっていると思っていますから。まあ、ある意味それは真実ですけれどね。

それで、グループセラピーのいいところは、相手の偽りを許せることなんです。なぜなら、自分もそうやって生きてきたわけだから、相手が嘘をついても、共感ができます。逆に言えば、相手の偽りを許容できない人は、自助グループは厳しいかもしれません。

「やめつづけている」人の共通点

福岡 改めてお聞きしたいんですけれども、お酒をやめつづけられている人の共通点というのはありますか？

斉藤 では、私からいいでしょうか。

現場での臨床的な感覚と、あと研究による分析、ふたつの観点から話します。再発率ではなくて、予後がいい人の共通する点として、まずひとつは、プログラムを自分で主体的に選んでいるということです。誰かにやらされている受動的な状態ではなく、自分でプログラムを経験するなかで否認が解けていき、「自分も同じだな」という共感のなかで主体性は育まれます。そういうプロセスを経て、主体的にプログラムを選択しているということが重要です。

もうひとつは、やはりプログラムの継続期間が長いことです。再発を繰り返しながらも、プログラム（自助グループ）につながりつづけること、これこそが回復するための必要最低条件ではないでしょうか。

このふたつを、私は当事者の方と関わるなかで大事にしています。私が入職した20年ほど前は、「三度の飯よりミーティング」と言われていて、とにかくミーティングに出ていればなんとかなる、アルコールをやめられるのだという考えが主体でした。スリーミーティングといって、1日3回ミーティングに出るというのが、鉄板の法則でした。

そして現在は、従来型のミーティングももちろんありますが、いわゆるワークブックを使った、認知行動療法[*]や、否認と対決しない動機づけ面接法[*]、呼吸法に注目しコーピング（ストレス対処）にも活用できるマインドフルネスなど選択肢が増えまし

認知行動療法
薬物を使うことなく認知の歪みや偏りに働きかけ、根本的な治療を目指す「心理療法」のひとつで、考え方や行動に見える癖を見つけ、変化させていくことで心と行動の安定を目指す療法。

動機づけ面接法
依存症の患者は、やめたいけれどやめられないという心理を持つ。その場合、真正面から依存物質をやめろと詰め寄っても効果は薄く、逆に患者が殻に閉じこもることが多いという。患者にやめる動機を与え、やめるという約束を強く守らせるために、治療者と協働して会話しながら進めていくスタイルのことをいう。

た。

　自助グループでも、最近は12ステップを、依存症施設で短期間に学べるカリキュラムである「リカバリーダイナミクス・プログラム（ＲＤ）」*というものがあります。これは、「ＡＡ（アルカホリックス・アノニマス）」に基づいた施設用のプログラムでビッグブックと呼ばれています。１９７７年にジョー・マキューによって、全国に広がっていきました。ＲＤが誕生した逸話として以下のようなエピソードがよく紹介されています。

「ＲＤが形を整えたのは、セレニティ・ハウスのカウンセラーたちがＡＡの方法を30日間の治療プログラムに翻案するカギを発見した１９７７年のことである。ビッグブックの研究会を行っていたある晩、ひとりの仲間がこの本では目的（purpose）は目標（goal）と同義で使われていると言った。ＡＡの共同創始者ビル・Ｗの用語法の特徴に気づいたとき、ビッグブックの治療方法が理解できたのだった。そしてこの理解を得て、ＲＤの開発が始まった」

リカバリーダイナミクス・プログラム（ＲＤ）
１９７０年代後半に、アルコール依存症者らの相互援助グループＡＡで使用されていたテキストにあった12段階のステップを患者らがまとめ、効果的に回復施設で使えるようにしたもの。このプログラムでは、３つのゴール（問題・解決策・解決のための行動計画）に順番に到達するための12のステップを踏んでいく方法をとる。

現在は、このように多様なプログラムや技法が出てきているのです。

しかし、やはり大切なのは、そうしたプログラムを自分で主体性を持って選ぶということです。回復の各段階で治療反応性の高いものに取り組み、そして長期間継続するということ。私は、それが「やめつづけられている人」の共通点だと考えています。

あとは、先ほど竹内先生が仰ったように、「やめつづけている」仲間との出会いです。これはやっぱりかえがたいものがあると思っています。

結局、私たちは当事者ではないので、私にできることのうち、いちばん重要なのは、「場所」と「仲間」につながってもらうための橋渡しをすることなのです。ここがすごく大事だと思っています。

ただ……さまざまな選択肢のなかから、自分自身でプログラムを選べるというのは、昔の依存症の当事者からすると、すごく贅沢に見えるんじゃないかと私は思っていました。ところが、現在大阪ダルクのディレクターである倉田めばさん*がこんな話をしていたのです。

「もし私が今のプログラムにつながったら、絶対スリップしている」と。

めばさんはご自身も薬物依存症でセクシャルマイノリティの当事者であり、1993年にダルクの創立者から大阪ダルクをやってみないかと提案され、それからずっと現在まで活動をつづけているのですが、30年前と今の状況があまりにも違いすぎることに戸惑ってもいるようです。

「あの頃は、何もなかった、ダルクもほとんどない、何もないあのときに、目の前にいる仲間を必死に助けようとしていた。それで今日一日薬が止まる。本当に何もないなかで自分たちが、がむしゃらにやってきた。あれがあったから今、やめられてい

倉田めば
薬物依存症回復施設「大阪DARC(ダルク)」のディレクター、その外郭団体で、薬物依存症回復支援を行う「Freedom」代表。自身も14歳から始めたシンナーなどの薬物依存症から、30歳のときに通い始めたアルコール依存症患者のリハビリ施設を機に回復した経験を持つ。薬物依存への考え方が海外とかけ離れている日本の現状を見て、回復支援の道に進む。

る。逆に今、こんなにいろいろな選択肢があったら選べないし、そっちのほうがスリップする」と。

その話を伺って、「なるほど」と膝を打ちました。必ずしも今が恵まれているわけではないのか、と。多様なプログラムのなかであっても、最終的には誰と出会えるか、どこにつながることができるか、が大切なのかもしれません。自助グループ的に言うと、*ハイヤーパワーとのつながりが重要なんだなと思います。

竹内　倉田めばさんと一緒に活動されていた、*近藤恒夫さんの話もしましょう。

近藤さんは、ダルクの創設者です。ダルクは現在、全国に50カ所ほどありますが、1985年に近藤さんが、我が国に初の民間による薬物依存者回復施設「ダルク」（現東京ダルク）を開設されました。

近藤さんは30歳のときに覚醒剤から薬物依存になり、39歳の

ハイヤーパワー
AA用語。自分自身を超えた、自分より偉大だと認められる「力」のこと。アルコールに無力であるからこそ、自分を超えるその力についてどう解釈するかは、各人の自由に任されている。

近藤恒夫
30歳のときに覚醒剤を始め、37歳で精神病院に入院、やめられずに39歳のときに逮捕され拘留される。1985年に日本初の民間による依存症者回復施設「ダルク（現東京ダルク）」を開設。2000年には「NPO法人アパリ」を開設し、アジア太平洋諸国の依存症問題に取り組む（アパリは、ダルクなどのリハビリ施設や福祉、教育、医療、司法機関と連携しながら、依存症から回復しようとする人たちを支援するシンクタンク）。2001年に『薬物依存

ときに逮捕されました。釈放後は、薬物をやめつづけています。その後にダルクを立ち上げたんです。つまり、近藤さんが薬物依存に苦しんでいたときは、日本にダルクがなかった。

それで、彼がどうしたのかというと、ロイ・アッセンハイマー*という神父さんに連れられて、AAに行ったんです。

福岡　AAはアルコール依存のための場所で、薬物依存の人はいませんよね。

竹内　AAはアルコール依存を回復させるところです。でも近藤さんはAAに通って、薬物依存から脱することができたんです。AAでは、誰も、薬物のやめ方とか治し方の話はしていないですよ。知らないわけですから、誰も。

だけど、そこで近藤さんが回復したという事実がある、つまり、治し方よりも、つながり方のほうが大切だということの証左ではないでしょうか。

を越えて　回復と再生へのプログラム』を著した功績が評価されて吉川英治文化賞を受賞。2022年2月没。

ロイ・アッセンハイマー
メリノール宣教会司祭。1965年に来日し、布教活動を行いながらそのストレスでアルコール依存症に。自身もAAに参加して回復を目指しながら他の依存症の人たちを救う活動をスタート。北海道でアルコール依存症者の回復施設「メリノール・アルコール・センター」を開設。1985年に日本初の民間による薬物依存者回復施設「ダルク」の開設を支援し、近藤恒夫氏とともに薬物依存症者の回復支援に尽力。2006年死去。

社会的な動物である人間は、社会的な承認欲求を満たされないと生きていけないのです。別の言い方をすれば、「生き甲斐」です。他者とつながらないと、生き甲斐は、生まれません。近藤さんは、ＡＡのなかで承認された。それが、彼に回復の道のりを拓いたわけです。

日本では未だ、薬物であってもアルコールであっても、ギャンブルであっても、一度失敗した人間に対して、大変冷たいところがあります。結婚も就職もそうですが、日常の生活のなかでも、一切の社会的承認を許さないという風土が未だにありますね。だからまずは、仲間同士で認め合うこと。承認欲求を満たせる場所がなければ、治療は進みません。

福岡　自分は、竹内先生の病院でしかミーティングに参加していませんから、他の場所でのミーティングがどういうものかわかりません。でも、今のお話を聞いて、自分は運よく、最初に出会った場所がハマったのだと思います。

あと、斉藤先生が仰っていた認知行動療法、森田式[*]ですね。森田式を受けながら、なぜ、森田式が必要かというプログラムも受けたんです。自分の生い立ちをさかのぼり、なぜ今、この病院にお世話になっているのかということを、看護師さんが、患者目線で語ってくれたのです。その認知行動療法を自分のなかに留めながら、ミーティングに参加していきました。そうすると、メタ認知[*]と呼ばれる、他者の話に対しても、自分の話に対しても、客観性を持った目線がいつからか現れて、冷静に自分の状況が把握できるようになりました。

もちろん、いつもできているわけではありません。できたり、できなかったりの繰り返しですが、それが、回復の過程なのだということもわかります。偶然の出会いによって、引き起こされた回復というか、軌跡というか。自分のなかでは、軌跡というよりも、もはや奇跡なんですけれど。

森田式
1919年に精神科医森田正馬により提唱された精神療法。神経症の患者の根底にある「不安」に対して、それを異常な心理現象とは捉えずに、神経症はあるがままのことであり、不安や症状を排除しようとする努力はやめて、そのままにしておく態度を養うところに特徴がある。不安は不安のままに、今必要なこと、今するべきことから動いていく、建設的に生きていく方法を教え、実践させる治療方法と言える。

メタ認知
アメリカの心理学者ジョン・H・フラベル氏が定義した心理学用語。自らの「考える」「感じる」「記憶する」「判断する」などの認知活動を客観的に捉えること。自分自身を客観的に見ることができるだけでなく、自身をコントロールでき、冷静な判それは斉藤先生が言われたように、最初に自発的に何かをしようと思った瞬間。その瞬間が、引き起こしたものだという実感はあります。主体的に動くことで、出会いを引き寄せられる環境を自分である程度は作っていけると感じています。

竹内　「やめつづけている人の共通点」ということですが、これは本当に難しいです。治療を終了して1年くらいで、再飲酒をする人が75％です。そこから半年たったら、もっと多いですよ。2年間やめつづけられている人が全体の2割強くらい。だけど、2年と3年では、再飲酒の確率はあまり変わらないんです。2年間やめつづけられると、そのままやめつづけられる人が多くなります。

福岡　「2年間」という期間が重要なのですね。

竹内　結局、飲酒欲求の渇望というのはストレスなんです。

断や行動ができる能力のこと。

病気であるということ自体が、ストレスですよ。心身ともに不快で調子の悪いことがあれば愉快ではいられないですよね。病気であることに加え、飲むことを我慢している。これまた、ストレスが重なるわけです。

動物実験でもわかっていますが、飲酒欲求の渇望というのは、脳の報酬活動系*というところが活性化するわけです。ところが、アルコールとか薬物は与えず、ストレスを与えただけでも同じような脳の変化が出ます。

アルコールで苦しむ人はね、グループに行って、自分が受け入れられることによって、ストレス度が下がるわけです。つまり、飲酒欲求そのものも下がります。だから、まずは1年間、なんとかグループに定着してもらえたら。グループに参加するということは、ストレスコーピング*になります。だから、ずっと「お客さん」として参加しているだけではダメなんです。自分がグループの仲間に入った、という安堵感がなければいけない。

報酬活動系
人間の脳のなかでは、快感を感じると内側前脳束を中心に複数の脳内部位が活性化することがわかっている。快感は、食事や目的を達成したこと、よいことをしたと思うことなど、さまざまなものから感じることができる。同じ快感が継続して与えられると、長期的な脳内神経回路の変化が起こる。

ストレスコーピング
ストレスに上手に対処すること。ストレスの原因になるものを見つけ、それに対してどう対処していくかの過程を組み立て、心理的・身体的負担を減らすこと。

飲酒リスクの高い女性

福岡　男女間で、治療成果の差はありますか？

竹内　女性の場合は、もっと条件が悪いとされています。身体条件が悪いのです。斉藤先生のお話でも出ましたが、女性は、女性ホルモンのエストロゲン*によって、お酒の分解を妨害してしまうのです。

だから男性と女性が同じ量のお酒を飲んでいると、女性のほうが多くのアルコールを摂取していることになります。当然、体格的な差もありますし、肝臓も男性に比べて小さいですから。肝臓が小さいとね、アルコールを分解するキャパシティーも当然、小さくなります。

さらに大きく違うのは、男性と女性の肉体の水分量です。男性は、だいたい体重の63％が水分ですが、女性は57％くらいと言われています。だから、同じ酒でも女性のほうが濃い酒を飲

エストロゲン
女性ホルモンの一種。いわゆる女性らしい体を作るホルモンで、生殖器官を発育させたり、その働きを維持したりする。そのエストロゲンも肝臓で代謝されるため、アルコール分解を抑制してしまう。つまり飲酒により生じたアセトアルデヒドの分解能力が低くなってしまうので、女性のほうが男性よりアルコール耐性が低いといわれる所以となる。

んでいるということになります。

現実にどうなっているかというと、女性は男性よりも早くにアルコール依存症になっています。ですから、テレビコマーシャルなんかで女性に飲ませているものは、あまり賛成できないですね。アルコール依存症になると、肝臓障害になるのは女性のほうが圧倒的に多いです。肝硬変になるリスクが高いということです。男女平等はいいことですが、お酒についての女性のリスクは、もっと世のなかに認知されてほしいと思います。

男性の対応の仕方にも問題がありますね。健康的な女性が飲み会でグイグイ飲んでいるときは、「男前だネエ」なんて言ってチヤホヤするでしょう？　しかし、本当に彼女が酔っぱらって、飲んだくれになったときは、「女のくせにみっともないなあ」と軽蔑し始める。都合がいいんですよ、男性が女性と飲むときは。

福岡　確かに、自分の母親も、「母親なのにだらしがない」という言葉をよく浴びせられていました。病気に、女のくせにも、男らしさもないはずなのに。

竹内　断酒会を見ても、飲酒におけるジェンダーギャップはよくわかります。既婚男性がアルカホリックになったときには、たいてい奥さんがいそいそと付き添っておられます。しかし、その逆はほとんどないです。既婚女性がアルカホリックになると、家庭のなかで孤立してしまいます。離婚を言い渡されるケースも男性より女性のほうが圧倒的に多いでしょうね。居場所、生きる場所がなくなっちゃうから、お酒による自殺率は圧倒的に女性が高いのです。

女性は、治療の場に来ることも専念することも圧倒的に難しい。うちのクリニックで10％くらいでしょうか。

斉藤　私は、『しくじらない飲み方　酒に逃げずに生きるには』という本のなかでも、女性の飲酒リスクについて書きました。

　コロナ禍によって、コンビニでチューハイを買って飲む女性が増えているところに目をつけたのか、ストロング系チューハイというジャンルがやたらと流行しだしました。アルコール度数は９％と高いのに、果汁や香料が入っているため、まるでジュースのような口当たりで飲みやすいのです。昨今、若い世代はビールを飲まなくなってきていて、安くて、早く酔えて口当たりがよいチューハイのほうが飲みやすいと支持を得ているのです。商品名でいえば、〈ストロングゼロ〉*です。あのお酒を出したメーカーは、コロナ禍によって、大変儲かったのではないでしょうか。

　しかし、アルコール依存症の取材を受けて、この話をすると、「商品名は出せません」と記者に言われます。実際、大手酒造メーカーは、新聞や雑誌の大口のスポンサーですからね。アルコール依存症は、そういう意味では広く社会の問題ともつながっているのです。

ストロングゼロ
サントリーが販売している、アルコール度数９％の、強い飲み応えを追求したアルコール飲料。

コロナ禍で酒量が増えていく

福岡　コロナ禍によって、治療に支障が出てきているということがありますか？

斉藤　通院を中断された方は多くいます。ご家族から、感染リスクを考えると集団治療に行かせるのは怖いですと連絡が来ることもありました。

しかし、ご家族が、コロナが怖いので休ませたいといって、休みがつづくと家族メンバーとの物理的な距離が近くなり、心理的緊張感が高まり対立が増えるのです。それで結局、そのストレスから家庭内で居場所を失い、スリップをして、クリニックの通院を再開するケースが見られます。

あと、独居の高齢者の方では、コロナで通院を中断してしまい、連絡が取れなくなった人もいます。心配になって自宅に訪問してみると、足の踏み場がないくらいにストロング系チューハイの空き缶が散乱していて、結局入院というケースもありました。

リモートワークが増えたことで、もともと多量飲酒群の人たちは飲酒開始時間が早まって、相対的な飲酒量が増えています。家にずっといると、何時からでも飲めてしまうわけですから。それを繰り返しているうちに昼夜逆転して、結局、多量飲酒からアルコール依存症の状態に陥って、家族とともに相談に来られるというケースが2021年からすごく増えましたね。

そこで特に大きな引き金になっているのが、やはりストロング系チューハイです。ストロング系は、アルコール界の「危険ドラッグ」*と言われているように、異常な酔い方をする人がいます。ストロング系チューハイが原因なのか、他の精神作用物質でハイになっているのか、よくわからない人もいます。

竹内　確かに、わからないね。

危険ドラッグ
合法ドラッグ・脱法ハーブなどは「違法(脱法)ドラッグ」と呼ばれていたが、現在は厚生労働省及び警察庁が「危険ドラッグ」に呼称を変更している。危険ドラッグにはすでに規制されている麻薬や覚醒剤の化学構造を少しだけ変えた物質が含まれており、体への悪影響は麻薬や覚醒剤と変わらないだけでなく、麻薬や覚醒剤より危険な成分が含まれている可能性もある。

斉藤　池袋にある榎本クリニックには駐車場があります。そこで、危険ドラッグが流行していた当時、夏の暑い日に、上半身裸でクロールをしている人がいたんです。よく見ると、上半身血まみれでした。もうそれだけで、この人は危険ドラッグをやっているとわかる状態でした。

当時、クリニックのすぐ近くに危険ドラッグを販売しているお店があったので、今は法的規制がかかって販売できなくなりましたが、「脱法ハーブ」と呼ばれていたときは、販売を規制する法律がなく、患者さんがその店に行かないように見張っていたものでした。挙句の果てには、郵送で買う人まで出てきて、本当にイタチごっこで困り果ててましたね。

だから、危険ドラッグを服用したときの奇異な症状をよく知っているのですが、ストロング系チューハイでの酔い方は、なんとなくそれに似ているのです。突然窓から飛び降りようとしたり、いきなり自傷行為を始めるようになったりするのです。ストロング系チューハイ５００㎖で４本以上常飲している人は、特にそのような症状を呈していました。

依存症リテラシーを持つということ

福岡　当事者になったことで、母親のことを思い出します。あのとき、こうすればよかった、ああ言えばよかったなど、後悔することはないけれど……。おふたりは、アルコール依存症の家族や友人は、本人と、どういうふうに向き合えばいいと考えますか？

竹内　ご家族には、依存症のリテラシー*、健康リテラシーでもいいですけど、リテラシーを持ちましょうというようなことをよく話しますね。まずは、この病気を理解しないといけないです。

だから、私はご家族とご本人にまず、疾病学習をやってもらいます。だけど、本人は一生懸命勉強しようとしても、家族は

リテラシー
もともとは「読んだり書いたりする能力」のことをいうが、「ある特定の分野における知識や理解の能力」の意味で使われることが多い。

なかなか積極的になりません。「病気は本人の問題なのに、なんで私たちまで勉強しなければいけないんだ？」と言う人もいます。でも、依存症の治療は、ひとりではできないのです。特に、初期のうちは周囲の手助けが必要となります。家族が促さないと、通院ができない人も多いのです。

福岡　本人の意思だけで治療に来る人は、どれくらいですか？

竹内　５００人か１０００人に１人くらいかなあ。その人たちは、最初から病識を持っていますね。

福岡　そんなに少ないんですか。

竹内　ひとりで来られる人は、アルコール依存症だとしても、ごく初期の人たちですよ。こういう人たちは、すぐに酒はやめられます。まだ、認知に障害が出ていない状態ですからね。たいていは、家族に連行されて病院の戸を叩くわけです。

福岡　その後、ひとりで来られるようになるのですか？

竹内　そういう人は、あまりいません。家族が何年も一緒に付き添っているケースが多いです。

アメリカで、アルコール依存症になった365人の医者について調査したものがあるんです。治療を開始して5年間の経過をたどったデータです。5年間で、職場復帰するまで回復した人は94%です。この数字を見ると、なんとかなるんだ、と思うんです。アメリカの場合、州によって多少違うけれども、公的な審査会があるんです。依存症から回復をして、医者として職業に再び就けるかどうかの審査です。その公的な審査を経ないと、病院は雇用関係を結ぶことができないわけです。これはちゃんと回復しているということですよ。現場復帰をしている。

何が言いたいかというと、医者の場合、自分の病気についてきちんと勉強ができるわけです。このデータは、疾病学習の必要性を物語っています。

依存症は、自己責任か？

福岡 依存症に向き合う日本の医療者の知識や考え方に対して、竹内先生は、古いなと感じたことはありますか？

竹内 それはもう、ありますよ。私自身、医者でアルコール依存症になったケースに、今まで13人対応しましたが、そのうちの10人は、医者として現場復帰できています。

残りの3人のうち、ふたりが自殺。ひとりが行方不明です。医者という職業柄、アルコール依存症になったら、治るか、死ぬかしかないんですよ。ほかの仕事に就けと言われても、医者って、それしかできないんですよ。だから、一生懸命に回復のための努力をしますよね。

福岡　斉藤先生は、欧米に比べて日本の治療は遅れていると感じますか？

斉藤　どこをどう比べるか、ということだと思います。国によって、アルコールや薬物に対しての捉え方が違いますからね。

　たとえば、スペインでは、プロジェクト・オンブレ*という伝統的な治療共同体の考えを取り入れたプログラムがあります。これは、もともとアスク・ヒューマン・ケア*にいらっしゃった近藤京子*さんが、日本で初めてこのプログラムを始めるプロジェクトを立ち上げました。

　オーストラリアに行くと、あそこはハームリダクションの国なので、トイレに入ると注射器を分別するゴミ箱があるんです。私は新婚旅行でオーストラリアに行ったとき、実際にこの光景を見て感動しました。「覚醒剤をやったら、エイズとかC型肝炎が蔓延しないように、注射器は分別して捨ててください（注

プロジェクト・オンブレ
1970年代後半に薬物の使用や依存者の増加が社会問題となって以来、スペインには多くの回復施設が存在する。プロジェクト・オンブレはそのひとつ。予防・治療・社会復帰の観点で、依存症問題に対応している。オンブレとは「人間」の意味。日本にもプロジェクト・オンブレの理念と活動を参考にしているオンブレ・ジャパンが存在する。

アスク・ヒューマン・ケア
アルコールや依存性薬物をはじめとするさまざまな依存関連問題の予防に取り組む特定非営利活動法人ASKの出資により、1994年3月に設立された株式会社アスク・ヒューマン・ケアが前身。事業統合により、2021年4月1日、ASKの事業部となった。関連書籍の出版・通信教育・研修・講師派遣等の事業を行

射器の回し打ち防止)」と貼り紙がしてあります。さらに手を洗うところには、茶色い小包があって、開けてみると、コンドームと、新しい注射器と、さらに病院のリストまで入っているんです。

つまり、もし、覚醒剤をやるんだったらきれいな新しい注射針を使い、使い回しをしないように。セックスをするんだったらコンドームをちゃんと着けること。エイズの問題ですね。もし薬をやめられなくて困っているんだったら、病院もしくは自助グループに助けを求めましょうと、そういう考え方がしっかりと国民に根づいているのです。これは医療へのアクセスが非常にいいなと感じました。

福岡　公的なトイレにそういうものが置いてあるんですか。

斉藤　一般の人たちが使用するトイレにあります。

だから、一概に、どこの国がいい、悪いという物差しはないう。

近藤京子
ライター、スペイン語通訳をしていたが、家族の依存症の問題を抱え、2007年、年間1万8000人もの薬物使用者とその家族をサポートしているスペインの薬物依存治療共同体「プロジェクト・オンブレ」を視察。日本の現状に合った回復支援・家族への支援を模索し、2019年、一般社団法人オンブレ・ジャパンを設立。

と思います。もちろん、日本には日本のよさがあります。

先ほど竹内先生が、アメリカの話をされましたけれども、アメリカでは生涯で違法な薬物を使う人*が47%います。日本では、わずか2・7%なんです。日本にいると、身近に薬物使用経験者はほとんど見当たらないでしょう？　友達の友達の友達がやっていた……というレベルではないでしょうか？　でも、アメリカの場合は、ごく近くに経験者がたくさんいるわけです。

アメリカは依存症をカミングアウトし、回復に取り組んでいることが評価され、回復している人をリスペクトする国です。そういう人たちを、排除をせず一緒にコミュニティーで共生していこうという考え方があります。

また、日本の場合、「自分は絶対に依存症にならない」と考える人が圧倒的多数です。自分は絶対にならないから、なった人のことを見て、「自己責任」だと断罪するのです。でも、この病気は誰でもなる可能性があるんですよ。

自己責任論が強いと、いざ、自分が当事者になったときに、

生涯で違法な薬物を使う人
2014年の調査によると、12歳以上のアメリカ人で大麻を経験したことがあるのは44・2%、コカインの場合は14・8%、覚醒剤は4・9%などとなっている。

誰にも助けを求められなくなります。子どもの頃に、「私は将来、アルコール依存症になるんだ」と思っている人はいないはずです。

福岡　自分だって、思ってもみませんでした。

斉藤　社会のなかで人は、アルコール依存症になっていく。それなのに、自己責任だと断罪する国というのは、本当にカミングアウトをしにくいですし、助けを求めにくい社会です。それよりも「回復責任論」を大切にしたいと思っています。これは、依存症という病気になった責任は個人にはないけど、そこから回復に取り組む責任はあるよという考え方です。この自己責任論から回復責任論へという啓発も私たちの重要なミッションです。そして、依存症を経験している人としていない人との温度差を埋めるのも、私たちソーシャルワーカーの重要な仕事です。それが、竹内先生が仰った疾病教育であり、依存症の問題の啓発です。
今、清原一博さんや高知東生さんなど、いろいろな有名人がようやく、自分の体験をメディアで語れるようになりました。これは、とても素晴らしいことです。なかには、メディアで啓発していたのに再発する人もいます。それだけ怖い病気なんだということを、感じた人もいるでしょう。そうした啓発と心理教育、疾病教育が今、ようやく日本でもスタートしたかなというところです。「ダメ、絶対」という教育だけじゃ、絶対ダメなんですよ。

竹内　アメリカでは、フォード元大統領の夫人がアルコール依存症になって、〈ベティ・フォード・センター〉*がつくられました。そこにエリザベス・テイラー*なんかも入院していましたよ。カール・ルイス*もそうでしたね。カール・ルイスは飲酒運転をして捕まったときにドラッグコートの裁判を受けてね、「ＡＡに2週間行け」という判決を受けた。本人は、ＡＡがす

ベティ・フォード・センター
第38代アメリカ合衆国大統領のジェラルド・フォード氏の妻、ベティ・フォード氏が１９８２年にカリフォルニアに開設したアルコール・薬物依存回復の施設。自身がアルコールと鎮痛剤の依存症になり、回復した経験から設立に至った。依存症は恥じるべきことではなく、治療によって回復できる病気であることを強調し、アメリカの依存症社会に大きな影響を与えている。依存症の両親を持つ子どものケアを主眼にしたプログラムもある。

エリザベス・テイラー
１９３２年生まれの女優。子役から映画界のトップスターにまで上り詰めた。生涯に8回の結婚と離婚を繰り返した恋多き女性であることでも知られる。１９８０年代にアルコールと鎮痛剤による依存症を克服し、

っかり気に入ってしまい、2週間以上通ったんです。その後も、ときどき行っているという話を聞きましたね。そういうことが、隠さずにメディアで発表されますから、AAの認知度がそもそも日本とは違うのです。
日本は、未だみんな隠そうとするでしょ。カミングアウトすれば、自己責任論で石をぶつけられてしまいますから。

福岡　最後に、この本を手に取ってくれた人が、お酒をやめつづけるために、ご本人と家族それぞれにアドバイスできることはありますか？

斉藤　私が大事にしているスタンスをお話しします。
それは、「医療機関は、やめることを強要する場所ではない」ということです。私は、竹内先生に比べたらまだまだ若輩者ですが、依存症治療を20年くらいやってきたなかで感じたことがあります。最初は「やめさせたい」という想いが強かった

その後はエイズの撲滅運動に没入した。

カール・ルイス
1961年生まれのアスリート。10個のオリンピックメダルと、10個の世界選手権のメダルを持つ。2003年に飲酒運転の疑いで逮捕されている。

んです。まさに「コントロール幻想」です。断酒、断薬が長くつづいている患者さんが、久しぶりにクリニックに来てくれたときに、「斉藤先生のおかげで、酒をやめられました」と言われることが、昔は優秀ないい援助者なのだと思っていたんです。
でも、今は逆に、それを言われるのはダメな援助者なのではないかと気がついたんです。

福岡　興味深い話ですね。

斉藤　つまり、「あなたのおかげで私は回復できたんだ」という関係性は、依存－被依存関係で、本当の意味で回復をサポートできている関係性ではないと考えるようになりました。そこには、援助者側の、「回復させたい幻想」をさらに肥大化させるような感情が背景に隠れていると思ったんです。本当は、援助者は必要とされなくなるほうがいいんです。つまり、必要なくなったら捨てられるくらいがちょうどいいと思います。

患者さんが榎本クリニックを卒業されて、自助グループでお酒をやめている姿を、たまたま遠くで見ている。わざわざ私に言いに来るようなこともなく、淡々とやめつづけておられる姿を見ることのほうが、私にとってはすごく幸せなことなんだと思っています。逆に、「あなたのおかげで私はやめられたんです」ということを言いに来るような人は、スリップするんじゃないかな、と思うことがあります。

要は、我々にできることは「伴走」することだけです。患者さんが、やめていくプロセスのなかで、当事者性を持っていない援助者が、どう伴走できるのか。

スリップしたときも、やめているときも、誰か大切な人が死んでしまったときも、伴走できるか。やめられたか、やめられなかったか、という結果ではなく、伴走しているプロセスが大切なんです。

昔は、久里浜方式*の断酒一辺倒という時代もありました。端的に言えば、最初から酒をやめる気がないのなら、ウチに

久里浜方式

久里浜医療センターでは、1960年代に国立医療機関として初めて依存症専門病棟ができ、当初は久里浜方式と呼ばれる、開放病棟にてアルコール依存症者の主体性を重要視したプログラムが組まれていた。久里浜方式は全国に広まったが、動機づけ面接療法や認知行動療法などの新しい治療方法が取り入れられ、個々の患者の個別性が重要視されてきている。

は来ないでくれという方針です。「酒をやめて生きるか、飲んで死ぬかどちらかを選んでください」という二者択一を患者さんに迫る。でも、その結果、たくさんの人が死にました。そうした経験を踏まえ、今があります。
医療で大事なのは、酒をやめさせることよりもまず、死を防ぐことです。死なない、死なせないということです。家で倒れたり自殺未遂を図ったり、そういう危ない場面でも危機回避の手助けをして、なんとか持ち直してもらうようにする。救命以外は手を出さない、これはある意味、的を射ているなと思います。

福岡　……死なない、死なせない。

斉藤　福岡さんのお母さんも、もしも死ななかったとしたら、もしかしたら今、どこかで私たちとつながれたかもしれない。
無責任に聞こえるかもしれませんが、死ぬこと以外は、自由にしてくださぃ、自分で決めてくださいという、ちょっと投げやりなほうがうまくいくんです。自分の力で、その人の飲酒をやめさせることができるという幻想は、もうとうの昔に捨て去りました。

福岡　なぜ、捨て去ったのですか？

斉藤　依存症という病で自殺をした人をたくさん見てきたからです。家に行ったら首を吊っていたというような、救えなかった命を、たくさん見てきました。自分の援助者としての力というのは、大したことがないということを、依存症という病がまざまざと見せつけてくれました。

だったら、本当に危ないときに、どう危機介入して死を防ぐことができるか。結果的にそれが、その人が酒をやめつづけることができる、きっかけになるかもしれないと思っています。つまり「底つき」に立ち会うことが回復のターニングポイントになる可能性を秘めているのかもしれません。

榎本クリニックをやめて、AAで回復している人もたくさんいますし、他の依存症回復施設で回復する人もいます。久しぶりにどこかのフォーラムとかで再会したときなどに私がかける言葉は、「生きていてよかったね」です。

まあ、酒がやめられているかはわからないですけれども。極論では、それは私にとってはどうでもいいことで、とりあえず生きて、また別のところで回復に取り組んでいて、こうして再会できてよかった。トライ&エラーを繰り返しながら試行錯誤している。これからも、そういう再会がたくさん起こればいいと願っています。

竹内　アルコール依存症を取り巻く環境は、少しずつ変わってきています。
この病気は、よく「回復はあるけど治癒はない」[*]という言い方をされますが、私はあまり賛成できないんです。治らない病

回復はあるけど治癒はない
アルコール依存の治療は、やめつづけるしか道はなく、一度でも再飲酒したら元の木阿弥、繰り返しやめつづけるしかないという考え方。決して完治する病気ではないからこそ言われる表現。

気なのに一生懸命頑張れますか？　やめつづけて、健康に生きていければ、それで治癒でいいじゃないかと思います。医学的な治癒ではないかもしれないけれど、社会的な治癒でいいじゃないかと。

医学のお墨付きがなければ生きていけないというわけではないですからね。社会的治癒でもいいと思う。だから、我々医療側にもやっぱり問題はありますよ。

私がこの問題に関わったときには、非常に暴れる、乱暴なアルカホリックの人がたくさんいましたよ。でも、今はほとんどいないよね。

当時は、アルコール依存症の治療に、外来なんて考えてもいなかったんですよ。みんな精神病院の閉鎖病棟でね。しかも、3人以上は一部屋にまとめては絶対にダメだと。3人で共謀して暴れたら、敵わないからね、それで、統合失調症の患者さんを手下にして、酒を買わせたりするから。

だけど、今はもうクリニックで普通に外来をやっているじゃないですか。それでちゃんと対応ができていますから。近年、精神疾患が軽症化している*と言われますが、アルコール依存症も軽症化していると言える。あなたのお母さんの時代ほど、今、人は酒で死んでいないですよ。

私がアルコール依存と関わった頃は、アルコール依存症の人で、がんで死ぬ人はいなかった。しかし、今はアルコール依存症から、がんになって死ぬ人がたくさん出てきています。肝臓でアルコールが分解されて、アセトアルデヒドという物質ができますよね。抗がん剤のシアナマイドとかノックビン*とかは、アセトアルデヒドを貯めておく薬です。これが分解されれば、酢酸になるわけです。酢酸になれば、何も毒性はなくなり、気持ち悪くならなくなる。アセトアルデヒドがたくさん貯まっていると、これは気持ちが悪くなるから、飲めないわけですよ。

日本人は、欧米人に比べて、たくさんの量を飲めないという

精神疾患が軽症化している
厚労省の「患者調査」によると、統合失調症の患者数で見ると、精神分裂病から統合失調症に呼称が変更された2002年には73万4000人、2014年には77万3000人と増減を繰り返しながら大きな変化はない。しかし入院患者が減少して外来患者が増加している。その割合は1996年の入院患者は82%で外来患者が18%、2014年には同70%、30%となっている。

ノックビン
主にアルコールが代謝されることで生じたアセトアルデヒドの、肝臓での代謝を阻害する薬。アセトアルデヒドが代謝されにくくなるので吐き気などの不快な症状を起こす。慢性アルコール中毒の患者に対して、アルコール類の摂取を避けさせるために用いる

ことが遺伝子でもう決まっているわけですから。アセトアルデヒドは、最近は悪名高いＷＨＯが発がん性物質であるといっているわけです。私が医者になった頃は、アルコール依存症になると、がんになる前に死んじゃったものでした。そういう意味ではね、アルコール依存症の人も、延命化しています。これは、いいことだという気はしますけどね。

アルコール依存症でも、長生きできるようになったんだからさ、「自己責任」とか言っていないで、もう少し国を挙げて、酒造メーカーも巻き込んで、アルコール依存に関する理解を広めていかないといけませんよ。

あのね、政治家が「自助・共助・公助」なんて言って、批判をされていたけど、自助グループの自助という言葉は、「自分でやれ」ではなくて、「自分も助ける側に回りましょうよ」ということだと思うんです。相互支援なんですよ。まだまだ、日本にはそれがないですよ。

診察室で患者さんを診ているのもいいけれども、これは関係性の病気ですから。自助グループに行くというのがやはり、非常にいいと思いますね。そこで回復していく人を見るとやっぱり勇気と希望がわいてきますよ。診察室だけで病気がよくなる人というのはあんまりいませんから。

福岡　それも自分は身をもってよく知っているので、病気とか病気じゃないとかの以前に、アルコールというものに対して、たとえば今以上にしっかりと学校で教えていく必要性も感じます。しかも、コンビニで誰でも酒が買えるのはおかしいです。「あなたは20歳以上ですか」という質問画面で「はい」のボタンを押すだけでいいんですからね。エロ本を撤去する前に、ストロング系チューハイをまず撤去するべきです。

お酒は、合法的に扱われて、20歳を超えたら誰でも飲めるものなのに、学校でそこまで教えてくれないことが、自分は不思議でしょうがないです。

自分は、子どもたちの教育のためには、いくらでも自分の経験を話していきたいと考えています。自分のような人生を、今の子どもたちには味わってほしくないので。

了

手紙
——福岡雅樹より

竹内達夫先生

今、こうして先生に、書籍という形で手紙を書けている偶然と奇跡を、しっかり実感しながら筆をとっています。

「現代社会におけるアルコールの病気に対する意識を変えたい」

自分が、すべてに失望している不安定で不透明な時期に、頭に突き刺さるこんな言葉を先生からいただきました。この言葉は、今の自分が生きる原動力にもなっている、先生からいただいた道標だと思っています。その道標に沿って、先生の意思を自分なりの表現でアートにし、アーティストとして活動を続けています。

このアーティスト活動は、自分にとって、アルコールをやめつづけるために大きな意味を持ちます。自分をソーバー（sober：シラフ）でいつづけるアーティスト、「ソーバーアーティスト」と呼ぶことが、先生への最大の恩返しだと思っています。アルコール依存の経験をもとに表現者として立ち、治療と並行して活動しつづける自分を創り出すことができました。これを機に、このメッセージを〝依存症の福岡〟から、世界で一番尊敬している先生への完治宣言に替えさせていただきます。

２０１６年９月、自分は警察のお世話になり、家族再生のためにすべてをやり直さなければならない状況にありました。病気を患っていた自分は、やめなければいけないお酒を当然のようにあおり、記憶が曖昧な状態で、病院の２階、受付の裏にある小さな部屋に行くように言われました。

なかを覗くと、６畳ほどの部屋に５、６人の仲間が座っていました。そのなかに、全員を見守りつつ、ミーティングの始まりを待っている先生がおられました。自分の意識は朦朧としていましたが、先生が神父さんのようなオーラを放っていたのをよく覚えています。

そのミーティング空間に入ったときから今に至るまでの時間経過を思い起こしてみると、不思議な感覚にとらわれます。母からもらった遺伝子が徐々に悪さをし始め、酒に酔って神経が狂喜乱舞しているときの揺らぎに支配されていたような、不安定な時間でした。しかし同時に、ソフトでスムーズな乗り心地の、エスカレーターに乗りながら進んでいるような居心地のよい時間でもありました。

はっきり言えます。先生にお会いしたあの小さな空間は、偶然たどり着いた完治（あえて「完治」という言葉を使わせてください）の始まりとなる場所でした。

その場所は、生きる気力を失いかけ、半ば自暴自棄だった自分にとって、弱々しいけれど希望への火がまだ点っていることに気づかせてくれた羅針盤のような場でした。その火は、何とか生きるために自ら吐き出した息で、すぐにも消えてしまいそうな弱々しいものでした。

それでも見つけられた。それはあの場での仲間との出会いがあったからです。仲間が、それまで大事にしてこなかった自分の命が、そこにあるだけで奇跡だということに気づかせてくれたのです。そして人生で初めて、医師への畏敬の念を感じ、人を心底信頼できるという感覚も持つことができました。

自分は、先生からいただくアルコールに関する知識をできる限り吸収することで、自分の状態を少しずつ知ることができました。理論立ててアルコールと向き合うことができたことは、回復への大きな手助けとなりました。

病気だと診断されても、自分の体で何が起きているのか具体的にわからず、今現在も苦しんでいる仲間が大勢います。渦中にいる仲間に一番伝えたいのは、まずミーティングに参加しようということです。人の話を少しずつでもよいから聞いてみよう、話したくなったら話してみようということです。

辛い時期にいる人には、ミーティングに参加することだけでも大変なことです。しかしこの一歩が回復への大きなステップになることを、先生はわかりやすく優しい言葉で教えてくれました。勇気を出して参加し、継続して通いつづけることがいかに大事か、気持ちを込めて話してくださいました。

自分自身、ミーティングで、ときには笑いを交えて、ときには神妙に語られる辛く痛々しい仲間の話を聞くことで、崖っぷちの状態を乗り切るためのさまざまな知識と知恵を授かりました。

当初、病識を持つことが回復につながるとは思っていなかったのですが、自分に起きた変化には驚きました。見渡す限り飲酒文化が浸透している現代社会にいながらも、お酒を飲まずにいられる信じがたい現実にも驚いています。仕事と家事、息子との時間を過ごせている自分に、回復の手応えをしっかり感じながら生き抜くことができました。

「我々のような仲間はね……」と、病気を抱えている側に立ってお話しされる先生の言葉に吸い寄せられ、ミーティングのたびに、できる限り有益な知識を吸収して帰ろうと思って過ごした日々でした。先生は、あまり頻繁にお会いできなくても、離れたところにいても、いつも見守ってくれているような、安心感と勇気を与えてくれる永遠の主治医です。

心から感謝しています。

いつもいつも、ありがとうございます。

これからもよろしくお願いいたします。

アルコールの病気に対する世間の認識が少しでも変わること、ひとりでも多く病気に関する正しい見識を持つ人が増えることを願っています。

斉藤章佳先生

ブックマン社の小宮編集長のご紹介により、本書の鼎談の場にご参加くださった縁で、斉藤先生と知り合うことができました。その場をセッティングしてくださった関係者の方々、そして自分の企画に快く参加してくださった斉藤先生に対し、心から感謝いたします。先生とお会いしてお話しできたことは非常に大きなことでした。また、先生の著書には感銘を受けました。

特に、『しくじらない飲み方』（集英社）を読んで、自分なりに理解し感じた主観的な視点を大切にしていきたいと思っています。同時に、今も苦しんでいて客観的な視点を持てずにいる仲間には、病気に立ち向かう希望を持てるよう、病気のありのままをこれまでも、これからも、できる限り伝えていきたいと考えています。

『しくじらない飲み方』は、鼎談前に読んでみてほしいと、小宮編集長から渡されたものでした。最初の1ページを開いたときから、病気を患っている自分には意味深な内容で溢れていて、一気に最後まで読んでしまいました。自分の経験と一致している部分が多く、自分に起こった症状に非常に似たものが具体的に説明されているだけでなく、飲酒の引き金になる事象をわかりやすくまとめてありました。

特に精神的な病気やアディクションという病気は、複雑な症状を起こします。もちろんそれに対する医療行為も、対応が難しいのはわかります。難しいからこそ、それをちゃんとこなせる医療者は多くありません。患者に寄り添って、気持ちを共有してくれる医師やカウンセラーは、ごくわずかしかいないことは、長い通院経験から痛いほど感じていることです。

斉藤先生の本を読んで驚いたのは、患者の目線と、カウンセラーとしての目線の両方をお持ちで、双方向から病気を捉えていらっしゃることです。病気を患っている人は、常に危機的な状況にあるため、医療者がちゃんと自分を見て、自分を理解してくれているかを瞬時に判断できるものです。そういう、ある意味、危機回避能力のようなものを持っているのです。自分もそうでした。人が理解してくれないことと、理解されない状況の両方が怖く、辛いのです。

しかし斉藤先生は、本のなかにある患者目線の表現で、表層的な理解ではとてもたどり着けない、コアな部分の問題を見つけ出してくれるのです。問題提起されているものに関して、深部まで考察が行き届いていて、安らぎすら感じました。この安らぎは、理解してくれる人がいるという安心感、と言い換えてもいいと思います。

さらに、ところどころに人間味溢れる表現が点在していて、ホッとしました。教科書のような文章では、本当に困っている病人にはまったく突き刺さりません。

『しくじらない飲み方』は、余裕がないアディクトの方々にとっては、自力ではなかなか出会えない「導きの書」だと思いました。何度も何度も熟読し、自分が強く共感したり、役立つと確信したりした文章を、次に抜粋してご紹介させていただきました（次ページ）。困っている仲間やそのご家族に贈りたいと思います。

失敗してしまった二日酔いの朝、辛くてすべてを投げ出してしまいそうな日、自分が一体何者なのか、何をしているのかわからずに、再びお酒に手が伸びてしまいそうなとき。そんなピンチを切り抜けるヒントが多く書かれているはずです。これを目にした仲間は、チャンスを掴んだようなものです。どうか、斉藤先生の言葉が、届くべき人に届きますように。

最後に、斉藤先生、ありがとうございました。先生の冷静でかつ温かい目線のおかげで、今、ここまでやめつづけていられます。これからの道は長いですが、先生の言葉を信じて、希望に向かって進んでいきたいと思います。

『しくじらない飲み方』からの抜粋

・誰かに相談し頼ることは、アルコールに限らず、依存症の治療の第一歩です。

・多くの家族はアルコール問題を誰にも相談できず抱え込みます。そして、その問題に振り回されて疲弊していくのです。

・「職場を転々とする」「結婚と離婚を繰り返す」要因の一つとして、ケアワークを職業として選ぶ人には、AC（アダルトチルドレン）特性が強い傾向があることが関係しているのではないかという説は、医療関係者の間ではよく耳にします。

・ACの人たちは、育った過程でこうした適応の仕方を学習するしかなかったため、大人になってからも背負ってきた役割から抜けられず、そのことが、その人自身を縛る生きづらさにつながっていきます。

・【AC】大人になってからも生きづらさとして抜けない人もいますし、一方、社会の中で認められるケースもあるので、足を縛る鎖でもあり、その人の能力、もしくは個性とも言えるのではないでしょうか。

・【AC】親を一時的に責めることは、本人が回復に向かう上でとても重要な行為なのです。

・【なぜ飲む必要があるのか】飲む理由は「ない」のです。

・酒をやめないといけないとどこかでわかってます。

・苦痛を抱える人にとって、依存症になることは、緊急避難的な「生き延びるため」の選択とも言えるのです。そのため、治療につながったとしても、その人の「生きづらさ」が改善されない限り、再発をしてしまう可能性が高い――依存症とは生き方の病、と言われる所以はここにあります。

・サバイバルスキルとしての依存症という側面があります。

・一人でやめるのではなくて、仲間と共にやめていく。一人ではないから、仲間がいるから、しらふで問題に立ち向かうことができるのです。

・物質（薬物・アルコールなど）の取り締まりを強化することや、厳罰化によって単純に解決する問題ではないということも見えてきます。

・実は、アルコール自体に、自殺へのリスクを高める作用があるからです。

・アルコール問題、うつ病、自殺は「死のトライアングル」と呼ばれ、密接に関わり合っていることが明らかになりました。

・中等量以上の飲酒であれば、その時の未明や翌朝の段階ではまだアルコールは分解されておらず、体内に残っていて、衝動性・攻撃性は高いままなのです。

・こういった暴力的な環境（マルトリートメント：不適切な養育）で育った子どもは、安全の感覚や他者への信頼感が育たないでしょう。

・面前DVを経験して育った子どもは、そうでない子どもに比べて脳の「舌状回《ぜつじょうかい》」という部分の萎縮が起こることが明らかになりました。こうした脳の変形は、マルトリートメントの内容や種類によって起こる部位が異なり、生涯にわたってその影響がさまざまな形で表出するとされています。

・「常飲の年齢」の数字がゼロに近ければ近いほど、その人の抱えている問題が大きいと言われています。そういう人の成育歴をたどっていくと、複数の問題を抱えた家庭環境だった、特に虐待を受けて育ったと言うケースがよく見られます。

・医師ですら、アルコール問題を治療の必要な病気であるとは考えず、「ほどほどに」などと見過ごすことがあるのは、それほど飲酒が日常の一部として欠かせないものと考えられているからでしょう。

・アルコール依存症の治療は「断酒」が基本。これは揺るぎのない大前提です。でも、依存症の診断がついてしまったら、一生飲めなくなるのではないか……という不安から、受診を避けているプレアルコホリックの方たちが多いのも事実です。

・来院されるきっかけとして一番多い理由は「ブラックアウト」です。記憶をなくしてしまうブラックアウトを頻繁に起こす方は、アルコール依存症とは言えないまでも、その要素はあって、コントロールがきかない傾向があります。

・従来のアルコール依存症の治療につながる方は、そこにたどり着くまでの過程で、すでに大事なものをかなり失っていたのではないかと思います。

・アルコール依存症が「人生から落第した人」のようなイメージから、もっと健康問題や生活習慣の問題であるというふうに見方が変わっていくといいと思います。もう少し、食生活や運動習慣を改善することと同じレベルで話題にできるような雰囲気が生まれるとよいですね。

・関係者が「酒をやめさせることをやめる」のを最初の治療目標にするという発想の転換が必要です。

太郎へ

こんな形で手紙を書くとは思ってなかったよ。

今、家族に対して思っている本心をここに記し、これまで家族が抱えてきた一連の騒動について、父ちゃんの立場からおまえに堂々と言い訳をする。

父ちゃんらしいといえば父ちゃんらしいイレギュラーな伝達方法だが、いつも通り、素直に、丸裸で伝えていこうと思う。

ふたりの間ではいろいろ話してきて、聞き飽きている内容かもしれない。けれど、高校生になって、世の中の事象に対して昔より分別のつく歳になっているから、今後の太郎の人生の歩みのためにあえて、この本を通して、さらに恥部を晒していこうと思う。当然、簡単な話ではないが、この本をきっかけに家族が今よりもよい方向に進むことを願って。


将来の目標を持ち、芸術系の大学を目指して日々楽しみながら学校や塾に通っている太郎を見ていて、ようやく親の立場からも落ち着いた目で見守れるようになってきました。

思い出せば、小学校受験を二人三脚で歩んだこと、とても誇らしく思っています。塾にも通わずにふたりでこなした受験で勝ち得た合格。その喜びは人生で一番感動し、初めてかもしれない嬉し涙が溢れた瞬間でした。感動と止まらない涙で声を出すことも精一杯のなか、母ちゃんに電話で合格を伝えたときのことを、リアルに感覚として覚えています。
思うように結果が出なかったかもしれないけれど、水泳もよくやってきたよ。12年間も継続して頑張ってきたことへの敬意を払いたい。同時に、多くの思い出を作ってくれたことを感謝します。ありがとう。

親から子への陳腐な言葉だけど、自分が生きてきて、一番誇れることは、太郎の成長です。元気でいてくれる太郎の存在そのものです。今までもこれからも、それを超えるものはおそらくないでしょう。そして、流れる時間の速さが身に沁みる歳になってきて、太郎の独り立ちのときも近いなと思うと、ときどき寂しく感じることもあります。

ここからは、言い訳をさせてください。
小学5年生のときに警察沙汰になったあの事件があって、それからさらに太郎を複雑な環境に置いてしまったこと、申し訳なく思っています。留置場から出てすぐに駆けつけた運動会、得意の縄跳びで結果が出なかった太郎を見たときは、切なく、辛く、炎天下で酷く落ち込みました。4年生のときの二重跳びでの優勝、6年生のときに長距離で優勝したときのことも、決して忘れません。

あのとき、19日間、家を離れることになってから、6年の月日が経とうとしています。横で見ていた太郎は、ある程度状況を理解してくれていたと思うけれど、お酒をやめる少し前からの数年間は、命が朽ち果てそうな日々がずっと続いていました。文字通り「死にそう」でした。ギリギリでした。

ここで言う「死」とは、心理的な終わりを意味します。自分の責任ではあるけれど、ほぼ眠れない日々が数ヵ月続いたのもきつかった。社会的に信用の落ちた状態でも、お金を稼がなくてはならないことで打ちのめされました。お酒をやめたことで精神的な負担が想像以上にのしかかってきて、何をやるのにも不安が付きまとい、人生に希望を見出せないまま時間が高速で過ぎていきました。

だけど家族の再生を願い、なんとかギリギリで這いつくばりながら、頭を下げ続けて生きていました。今までの生き方を見直し、自分と向き合うこと、さまざまなプログラムを受けながら、どうしてお酒の病気にかかってしまったのかを理解することが、家族再生への一番の近道だとわかりました。

お酒の病気によって脳の機能が著しく低下していたなかで、ある気づきにより、ほぼ努力することなくお酒をやめることができました。導かれるように、何もなかったかのように、自然と自分のなかからお酒が抜けていきました。

生まれた環境、母親の病気のこと、父親の認知症の介護、自分の病気、それらすべてがよい影響を及ぼしてくれたのか、生き地獄から脱出することができました。いや、やはり一番大きかったのは、家族、太郎の存在でした。

ふたりで生活してきた約6年間、太郎には辛い時間だったね。自分勝手な言い方だけど、父ちゃんにとっては、生きる意味があるのではないかと実感できた貴重な時間でもありました。ふたりは成長できたと思う。親も子育てしながら成長するんだなと思う。

もし、母ちゃんと太郎だけが辛い思いをしたと思っているのであれば、それはある意味当然だけど、こんな父ちゃんからしか太郎は生まれてこなかったということを理解してほしいとも思う。

生命の連鎖は自然の一部で、運命の流れとも表現できると思っています。父ちゃんも、同じ病気を抱えて死んでいった母親から生まれてきた事実を、本当の意味で理解してから、すべては始まり、人生が好転し始めました。人の歩みは人と比べることができるものではないし、早いも遅いもない。だから、この流れをしっかり受け止めながら、今やりたいことを貫いて、なりたい自分になってください。

アルコールの病気によって、家族、多くの友人を失いました。でも、こんな自分でも理解してくれる人が多くいます。過去を隠して生きていたときは、本音で話せる友人はひとりもいなかった。自分の辛いこと、恥ずかしい過去を受け止め、本来の自分で生きられるようになってから、人間同士の付き合いができる人が増えてきました。だから、太郎も、経験したすべてを受け入れて、自分なりに理解して、感じ取って、自分を隠さず、素直に生きてください。

もうすでに太郎は、アルコールの病気を抱えて、その後回復した父親の生々しいドラマを観て育った、唯一無二のアーティストです。

これからも楽しく一緒に絵を描こう。

福岡雅樹

〈プロフィール〉

福岡雅樹

（ふくおか まさき）

1977 年東京生まれ。
SOBER ARTIST「HEIGHTS33」主宰。

斉藤章佳

（さいとう あきよし）

大船榎本クリニック精神保健福祉部長（精神保健福祉士／社会福祉士）
1979 年滋賀県生まれ。大卒後、アジア最大規模といわれる依存症施設である榎本クリニックにソーシャルワーカーとして、約 20 年に亘りアルコール依存症を中心にギャンブル・薬物・摂食障害・性犯罪・児童虐待・DV・クレプトマニアなど様々なアディクション問題に携わる。その後、2020 年から現職。専門は加害者臨床で現在まで 2500 名以上の性犯罪者の治療に関わる。また、性犯罪加害者の家族支援も含めた包括的な地域トリートメントに関する実践・研究・啓発活動に取り組んでいる。都内更生保護施設では長年「酒害・薬害教育プログラム」の講師を務めている。小中学校では薬物乱用防止教育をはじめ、大学でも早期の依存症教育に積極的に関わっており、全国での講演も含めその活動は幅広くマスコミでも度々取り上げられている。『小児性愛という病――それは、愛ではない』（小社）『しくじらない飲み方――酒に逃げずに生きるには』（集英社）『行為依存と刑事弁護』（日本加除出版／共著）『盗撮をやめられない男たち』（扶桑社）『50 歳からの性教育』（河出書房新社／共著）『男尊女卑依存症社会』（亜紀書房）『子どもへの性加害――性的グルーミングとは何か』（幻冬舎新書）など著書多数。

竹内達夫

（たけうちたつお）

医学博士。アパリクリニック理事。
1933 年北海道生まれ。順天堂大学医学部大学院卒。同大学病院及び都立大久保病院で外科医として勤務。同病院に在職中、脳外科手術を行った際、患者より B 型肝炎に感染し、劇症肝炎を発病し休職。療養中に「予防に優る治療なし（哲学者エラスムスの言葉）」の思想に導かれ、体調回復後、予防医学を中核とする公衆衛生行政に転ずる。その後、アルコール依存症をはじめとする嗜癖問題に取り組む自助グループの治療力価の高さに注目し、依存症の患者さんと関わり続けている。

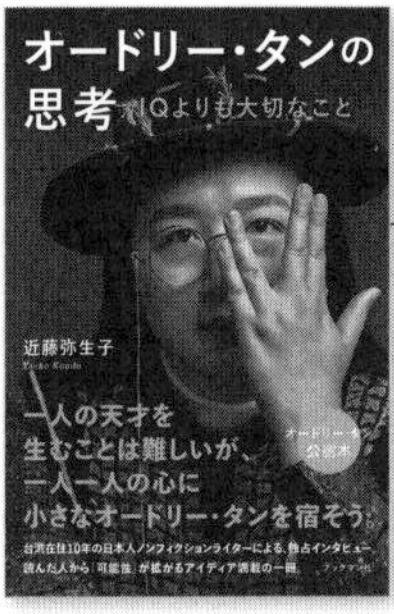

オードリー・タンの思考　IQよりも大切なこと

近藤弥生子　四六判並製 360 頁 本体 1800 円＋税

「情熱や使命感は一定の時間を過ぎると使い終わってしまうけれど、楽しさを原動力にすればずっと続けることができる」――まずは、楽しむこと。台湾在住 10 年のノンフィクションライターによる独占インタビュー。これからの社会を良くするために何ができるか？

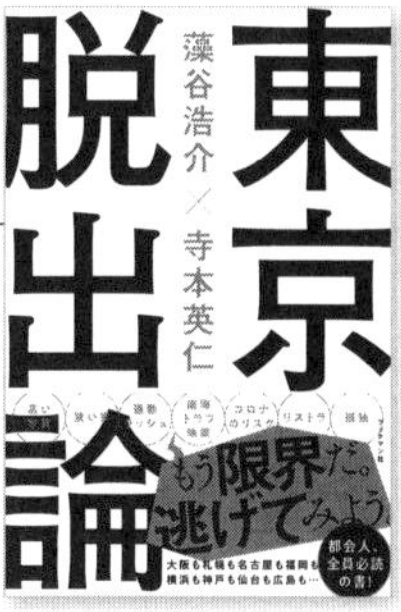

東京脱出論

藻谷浩介×寺本英仁　四六判並製 240 頁 本体 1500 円＋税

『デフレの正体』『里山資本主義』の著者で地域エコノミストの藻谷浩介と島根県邑南町のスーパー公務員、寺本英仁が語るアフターコロナを幸福に暮らすための「場所」「仕事」「生き方」論。一生都会の奴隷として生きるのか？　人生をリセットするためのヒントが満載！

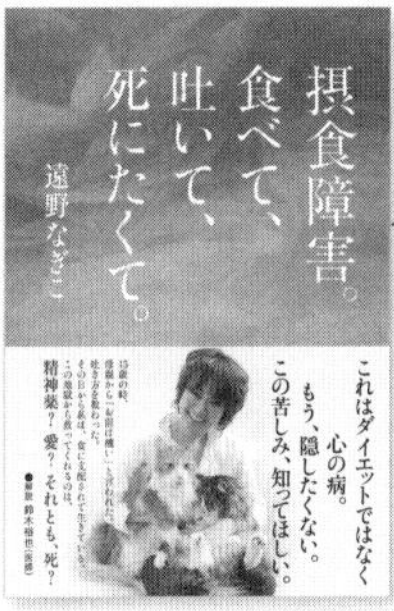

摂食障害　食べて、吐いて、死にたくて。

遠野なぎこ　四六判並製 192 頁 本体 1300 円＋税

15 歳の時、母親から「お前は醜い」と言われた。吐き方を教わった。もう、隠したくない。この苦しみ、知ってほしい。母は娘を愛さなかっただけでなく、摂食障害という地獄へと突き落とした。この病気を発症する人が急増している昨今。遠野なぎこがすべてを明かす。

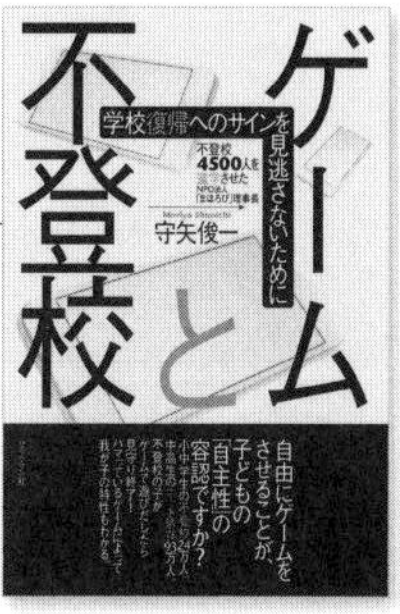

ゲームと不登校

守矢俊一　四六判並製 240 頁 本体 1500 円＋税

不登校の子どもに家での生活の様子を聞くと、「ずっとゲームをしています」と答える子がほとんどです。ならば、その子が好むゲームを利用して不登校から抜け出すきっかけを作りませんか？　これまで 4500 人を進学させた著者だから書けた「学校復帰」への近道！

つながりを、取り戻す。

アルコール依存症と性被害のトラウマから立ち直るために必要なこと。

2023 年 12 月 15 日　　初版第一刷発行

著者　福岡雅樹　斉藤章佳　竹内達夫

カバー題字　たろう
企画プロデュース　能登竜真
本文デザイン　岩井康子（アーティザンカンパニー）
アドバイザー　原久仁子
校正　下村千秋
編集　小宮亜里　黒澤麻子
営業　石川達也

発行者　小川洋一郎
発行所　株式会社ブックマン社　https://www.bookman.co.jp
〒 101-0065　千代田区西神田 3-3-5
TEL 03-3237-7777　FAX 03-5226-9599

ISBN 978-4-89308-964-9
印刷・製本：図書印刷株式会社
定価はカバーに表示してあります。乱丁・落丁本はお取替えいたします。